ÉTAT ACTUEL

DE LA VACCINE

ÉTAT ACTUEL

DE LA VACCINE

CONSIDÉRÉE

AU POINT DE VUE PRATIQUE ET THÉORIQUE

ET DANS SES

RAPPORTS AVEC LES MALADIES ET LA LONGÉVITÉ

Mémoire couronné par l'Académie royale de chirurgie de Madrid, dans sa séance du 26 novembre 1853

AUGMENTÉ DE RECHERCHES STATISTIQUES

PAR AMBROISE MORDRET FILS, D.-M. P.

Professeur du cours départemental d'accouchements (Sarthe), Lauréat de la Société de Médecine de Gand ; Membre de plusieurs Sociétés savantes

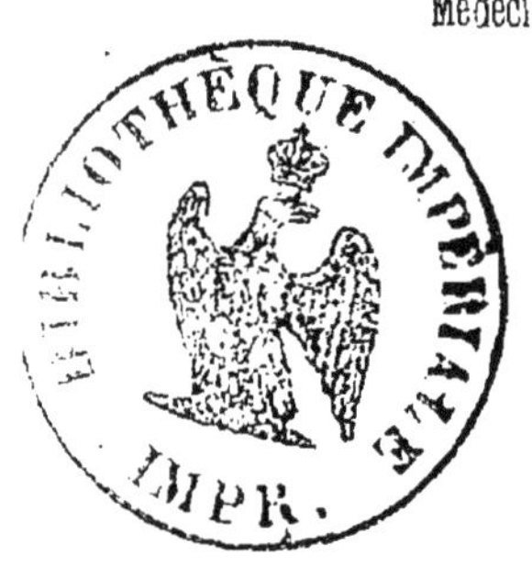

« Avec elle (la vaccine), il n'y a ni risques ni « périls à courir, elle préserve aussi bien que l'inocu- « lation et elle ne met aucun prix à ses bienfaits. »

M. Bousquet.

PARIS

GERMER BAILLIÈRE, LIBR.-ÉDIT., 17, ÉCOLE DE MÉDECINE

LONDRES ET NEW-YORK

H. BAILLIÈRE, LIBRAIRE

1854

Typographie Monnoyer, au Mans.

Cette étude qui m'a valu une distinction flatteuse, fût cependant restée dans mes cartons, si la question fort importante dont elle traite ne prenait en ce moment des dimensions extrêmes. Il ne s'agit rien moins, en effet, que de savoir si l'on doit continuer ou cesser de vacciner. Des médecins, des économistes, dont les noms se recommandent souvent par des travaux d'un autre genre, se sont faits l'écho et les interprètes des répugnances assez peu fondées, je pense, que les masses ont eu longtemps contre la pratique de la vaccine. Les académies auxquelles ils ont adressé leurs plaintes, ont commencé par garder un silence improbateur, parce qu'elles ont sagement prévu qu'il ne pouvait qu'être dangereux, pour l'humanité, d'accepter une discussion dont le moindre inconvénient serait de laisser croire qu'on peut mettre en suspicion les avantages de la vaccine. Cependant une fin de non recevoir n'était pas le compte de ceux qui regardent cette pratique comme un mal. A défaut de preuves ils ont pour eux les anciens préjugés, qu'en toutes choses, il est, on le sait, si facile de réveiller; aussi n'ont-ils eu garde d'y manquer. Communications réitérées dans la presse, leçons publiques dans les facultés, ils ont employé tous leurs moyens. Dès lors l'Académie de médecine ne pouvait plus se taire; et par la voix de M. Roche, par celle de M. Bousquet (rapport sur les vaccinations de 1853), elle a deux fois en peu de temps condamné les nouvelles tendances.

Qui sait maintenant quand finira la discussion! Dans tous les cas elle est ouverte, il faut qu'elle ait son cours.

Dans cet état de choses, un travail dans lequel la controverse est fidèlement résumée, dans lequel surtout les opinions des adversaires de la vaccine sont exposées sans réticence aucune, prises corps à corps et réfutées tour à tour, doit avoir son utilité. La grande question qui s'agite n'est pas seulement une question de médecine, c'est avant tout une question d'économie domestique et sociale, et à ce titre elle intéresse tout le monde. — La vaccine a tort ou bien elle a raison, et c'est avec vérité qu'on a dit *que ce problème était le plus formidable que la Providence ait jamais offert aux méditations de l'homme.*

Pour moi je le croyais parfaitement résolu; mais puisque non contents de contester les bienfaits de la découverte de Jenner, quelques hommes affirment aujourd'hui que la vaccine est un fléau plus grand que la petite-vérole, il est du devoir de chacun de s'éclairer sur ce point. Ceux qui n'ont que peu d'heures à donner à son examen trouveront, dans les pages qui suivent, tout ce qu'il est véritablement utile de savoir sur la vaccine. Ceux qui ont déjà fait une étude approfondie du sujet y trouveront le résumé précis de leurs travaux. Les uns et les autres seront alors, je l'espère, en mesure de se former une opinion motivée.

Ce travail ayant été rédigé l'an dernier, il va sans dire que je l'ai revu avec soin et augmenté autant qu'il était nécessaire, pour qu'il demeurât l'expression aussi exacte que possible de l'état actuel de la science. En le publiant, je suis le conseil de quelques confrères qui m'ont fait espérer qu'il avait, en ce moment surtout, sa raison d'être. Puisse-t-il aider à fixer l'opinion et ne pas tromper leur attente.

DE LA VACCINE.

Un demi siècle s'est à peine écoulé depuis le jour où Jenner dota le monde de la vaccine, et depuis pas une question qui ait autant exercé les esprits sérieux. Les savants de tous les pays ont à l'envi fait connaître leurs recherches sur ce prophylactique précieux d'une maladie qui décimait l'humanité, et qui ne faisant presque jamais grâce qu'à demi, frappait ceux qu'elle épargnait de stigmates repoussants et ineffaçables.

Nommer Jenner, Péarson, Voodville, en Angleterre; Thouret, Hallé, Husson, Valentin, en France; Decarro, Caréno, en Allemagne; Sarco, en Italie; Winslow, à Copenhague; Hufeland, en Prusse; Scarpa, à Pavie, etc. etc..., c'est nommer toutes les illustrations médicales qui ont fini le XVIIIe siècle et commencé le XIXe.

Devant les bienfaits de la vaccine les gouvernements s'émurent et prirent parti pour une pratique dont les premiers essais étaient si brillants, qu'ils semblaient promettre à jamais la destruction de la petite vérole. Déjà le duc de Larochefoucault-Liancourt avait, par souscription, créé à Paris le premier comité central de vaccine, devenu célèbre par ses travaux et les services qu'il a rendus. Bientôt tous les préfets de France reçurent de M. Chaptal, alors ministre de l'intérieur, des circulaires relatives à la propagation de la vaccine dans leur département. En Angleterre, le duc d'Yorck, généralissime des troupes de terre et de mer, donna l'ordre de vacciner tous les enfants des matelots et tous les matelots eux-mêmes, non variolés, jusque dans les parages les plus lointains. Il fit vacciner des régiments entiers, soldats, femmes et enfants, les garnisons entières de Gibraltar, de Malte, de Minorque, etc. Les autres puissances ne le cédèrent en rien à l'Angleterre et à la France, et dans quelques années la vaccine envahit l'Europe.

Mais la cour d'Espagne fit plus encore pour propager cette découverte. A peine les premiers essais du docteur Salva de Barcelone, étaient-ils connus à Madrid, que D. Alonzo, ministre des grâces de S. M. C. Charles IV, se fit vacciner lui-même et obtint par son crédit, qu'il serait entrepris, un voyage autour du monde, pour porter, dans les possessions Espagnoles, les bienfaits de la nouvelle inoculation. Cette mission confiée à D. F. X. Balmis, chirurgien extraordinaire de Sa Majesté, fut suivie de résultats qui dépassèrent toutes les espérances de Charles IV, et bientôt il ordonna au docteur Balmis de faire un second voyage dont le succès fut égal au premier.

Malgré quelques détracteurs obscurs, quelques récalcitrants de bonne foi, et qui, pour la plupart, ne tardèrent pas à faire amende honorable, la vaccine fut bientôt d'un usage général; et depuis Jenner jusqu'à nous, elle a constamment tenu ce qu'elle avait promis.

Faire l'historique entier des premiers temps de la vaccine, ce serait se perdre dans un dédale de faits qui ont aujourd'hui considérablement perdu de leur intérêt, parce qu'ils n'ont plus d'actualité. Il suffit de dire que les gouvernements ont toujours encouragé, par des récompenses ou tout au moins par leur approbation, une pratique si facile dans son application, si certaine et si féconde dans ses résultats. Des savants de premier ordre ont souvent consacré leurs veilles et leur plume à élucider quelques points contestés de son histoire. Enfin les académies et les sociétés savantes reçoivent encore, chaque année, des communications sur la vaccine, retentissent des discussions dont elle est l'objet, et pour entretenir et stimuler le zèle, elles proposent, par fois, pour sujet de prix, des questions qui lui sont relatives.

Les règles de la vaccination sont peu nombreuses, et les auteurs qui les ont minutieusement décrites, se sont souvent complus dans des détails inutiles. Mais les circonstances qu'il faut avoir présentes à l'esprit, lorsqu'on vaccine, et dont il faut alors tenir compte, offrent un champ plus vaste et mal limité. Elles sont en effet relatives au développement de la vaccine, aux qualités du vaccin, à la manière de lê recueillir, à la durée de l'immunité acquise contre la variole, par conséquent à la grande question des revaccinations, et à celle non moins ardue de la nature de la vaccine et de la variole; puis enfin aux diverses objections faites à la vaccination. Un tel programme ne serait rien moins que le plan d'un traité complet de la vaccine. Je n'oserais entreprendre ce travail trop au-dessus de mes forces et je ne veux que résumer le plus brièvement possible l'état de la question, me réservant toutefois d'insister davantage sur les points que je regarde comme les plus importants, ou comme pouvant donner lieu à des considérations ayant un cachet d'actualité.

I

De la manière de pratiquer la Vaccination.

Aujourd'hui chacun est d'accord sur la manière dont on doit pratiquer la vaccination. On ne fait plus une longue et douloureuse incision pour y loger ensuite un fil chargé de virus, vaccin desséché; on ne fait plus de scarifications; la méthode des vésicatoires n'a jamais été employée sérieusement, non plus qu'aucune de celles dont j'omets à dessein de parler. Bref, tous les praticiens se bornent à de légères piqûres faites avec une lancette ou une aiguille chargée de vaccin frais ou rendu liquide par l'addition d'une goutelette d'eau ou de salive sur les écailles. Cette petite opération se pratique le plus communément sur la face antérieure du bras, au niveau de l'insertion deltoïdienne et un peu en dehors. Dans cet endroit, les cicatrices ont l'avantage d'être constamment couvertes par les pièces du vêtement, et leur recherche est toujours très-facile quand elle devient utile.

Le nombre des piqûres faites est à peu près indifférent, comme j'espère le démontrer plus loin, cependant il est peu de personnes qui n'en fassent qu'une, parce que si elle venait à ne pas donner de pustules, il faudrait recommencer l'opération, et plus encore, parce que lorsqu'on veut recueillir du vaccin, ce qui est le cas le plus ordinaire, il vaut mieux avoir plusieurs boutons. Il ne faut pas non plus, faire les piqûres plus rapprochées les unes des autres que 3 ou 4 cent. (1 p. à 1 p. 1/4), car alors elles pourraient se gêner dans leur développement et donner lieu à une inflammation un peu plus vive.

On croit en général que le succès de la vaccination est d'autant plus certain que les piqûres sont plus superficielles. Il suffit en effet de soulever légèrement l'épiderme ; mais les piqûres profondes ne nuisent en rien. M. Marcel Petiteau (des Sables d'Olonne), croit même que les pustules sont alors plus belles, et M. Bousquet, se rangeant à son opinion, dit « qu'on la retrouve chez les anciens inoculateurs qui avaient, eux aussi, remarqué que ceux qui portaient le virus varioleux, dans les chairs, le plus profondément, avaient les plus belles varioles, mais ici la beauté de l'éruption en faisait le danger (rap. de 1850). — Toujours d'après M. Bousquet, il n'y a que deux conditions importantes à la réussite de cette petite opération. La première c'est que la peau soit fortement tendue pour que les deux lèvres de la plaie, revenant sur elles-mêmes, saisissent et retiennent le vaccin, et j'ajouterai qu'il est facile de remplir cette indication en tirant légèrement la peau en dehors et en piquant obliquement. La seconde, c'est que la pointe de la lancette soit dirigée en bas tout le temps de l'opération, afin que le vaccin coule mieux dans la plaie. En se conformant à ce double précepte, il est rare que l'on manque une vaccination, et il devient complétement inutile d'essuyer sa lancette sur la plaie comme l'ont conseillé plusieurs auteurs. Cette manière de faire, sans inconvénient, lorsqu'on a plus de vaccin qu'il n'en faut, est blâmable dans le cas contraire, car elle oblige à recharger la lancette après chaque piqûre, et à dépenser en une fois la quantité de virus qui eût suffi à trois ou quatre insertions. En tous cas, cet usage a l'inconvénient d'allonger un peu l'opération, sans avoir jamais d'avantage, car le sang qui s'échappe de la petite plaie repousse le vaccin déposé à sa surface et l'empêche de pénétrer dans son intérieur, quand bien même le resserrement de ses lèvres n'y mettrait pas obstacle.

Si l'insertion est trop profonde, la marche du vaccin peut être moins régulière et en général plus aiguë. Souvent alors, on voit survenir une éruption batarde que les auteurs ont appelée *fausse vaccine*, *vaccinelle*, et à laquelle ils ont refusé les qualités anti-varioliques. Je rechercherai plus loin la valeur de cette opinion ; qu'il me suffise de dire ici que le sang qui s'écoule plus abondamment d'une piqûre profonde ne peut, comme on l'a cru, entraîner avec lui le virus vaccin, de manière à empêcher son effet en tout ou en partie.

L'expérience a aussi prouvé qu'il était assez insignifiant qu'il sortît un peu de sang ou qu'il n'en sortît pas du tout ; de laver, d'essuyer les piqûres ou de les laisser sécher. Cette dernière remarque prouve surabondamment que le vaccin ne s'absorbe pas à la surface, mais seulement à l'intérieur de la plaie

Il est également inutile d'appliquer aucune espèce d'appareil sur les piqûres.

La vaccination est une chose si simple en elle-même et dans ses suites, qu'il n'est pas nécessaire de faire des recommandations aux nourrices ou aux sujets vaccinés. Ceux-ci peuvent et même doivent continuer leur genre de vie habituel. Seulement ils doivent éviter de gratter vivement les boutons afin de n'en pas troubler l'évolution, ce qui modifierait leurs caractères extérieurs et pourrait les faire confondre avec des éruptions batardes. Encore faut-il dire que le plus souvent cela n'aurait pas lieu, et que le plus grand inconvénient serait de donner naissance à une éruption secondaire par suite du transport du vaccin sur les écorchures ; éruption qui ne pourrait se faire elle-même, que chez le petit nombre de sujets qui sont susceptibles de contracter plusieurs fois la vaccine.

Lorsque le vaccin est mûr, il est avantageux pour hâter la dessication des boutons, de les couvrir d'un cataplasme. Ce moyen sera surtout utile lorsqu'il survient beaucoup de gonflement soit au bras, soit aux glandes axillaires.

II

Évolution de la Vaccine. — De l'âge auquel il faut vacciner.

L'évolution de la vaccine est si connue que je ne puis être trop bref en la décrivant. — Les premiers jours la petite plaie ne paraît être le centre d'aucun travail. C'est seulement du troisième au quatrième jour que la cicatrice, qui ne ressemblait pas mal à une piqûre de puce, devient un peu saillante et forme une petite élevure sensible au doigt, avant même que de l'être à l'œil. Un cercle d'un rose plus ou moins vif entoure sa base (auréole). Le cinquième jour l'élevure grossit et semble se déprimer à son sommet, l'auréole de la base grandit, il survient le plus souvent un peu de démangeaison. Le sixième jour la pustule grossit, elle contient déjà un peu de sérosité. Le septième jour elle s'applatit et prend une couleur argentine, l'ombilic est bien formé et d'une couleur foncée, qui tranche sur le fond plus clair de la pustule, l'auréole est large et d'un beau rouge. Tous ces caractères augmentent le huitième jour ; le bouton est alors argenté, nacré et rayonné. Le tissu cellulaire sous-cutané s'engorge ordinairement (tumeur vaccinale), de sorte que les auréoles se confondent si les pustules ne sont à 3 ou 4 cent. les unes des autres. Le neuvième jour la pustule est remplie d'un liquide séreux, elle est légèrement transparente, assez pour qu'en la regardant avec attention on puisse constater sa structure aréolaire ; de plus l'auréole de la base prend une belle couleur vermeille. Le vaccin est alors dans tout son développement et c'est le meilleur moment de le recueillir. Le dixième jour les phénomènes locaux n'ont pas sensiblement changé et l'on peut encore prendre de très-bon vaccin. La pustule en contient même une quantité plus considérable. Mais à partir de ce moment il survient un peu de fièvre, ou tout au moins un peu de courbature ; le malade est agité, inquiet, il a un peu de rougeur au visage et un peu de chaleur à la peau ; quelquefois aussi, chez l'adulte plus particulièrement, les ganglions axillaires s'engorgent. Du reste ces phénomènes, qui sont rarement assez intenses pour mériter qu'on s'en occupe, cessent d'eux-mêmes dès que la supuration est établie. Celle-ci commence le onzième ou le douzième jour. A mesure qu'elle se forme, l'humeur séreuse, contenue dans la pustule, se trouble et diminue de quantité, les cloisons aréolaires disparaissent, de sorte que le bouton n'offre plus qu'une seule cavité qui s'affaisse. La dessication commence aussitôt et marche du centre à la circonférence ; l'auréole pâlit et diminue progressivement ; bientôt il se forme une croûte dure, cornée ; d'autant plus foncée en couleur qu'on l'observe à une époque plus avancée et qui tombe du vingt-quatrième au trentième jour, en laissant une cicatrice gauffrée, profonde, indélébile et parfaitement semblable aux stigmates de la petite vérole.

Telle est la marche ordinaire de la vaccine lorsque l'inoculation en est convenablement faite et par une température moyenne de 10° à 15° cent.; ou plutôt, telle elle était du temps de M. Husson auquel j'ai emprunté une partie de cette description. Mais aujourd'hui son évolution est généralement plus prompte et c'est du septième au huitième jour que le vaccin arrive à maturité. Du reste elle est retardée par le froid, accélérée par les chaleurs, et cela sans que la qualité du vaccin y gagne ou y perde rien. — La fièvre peut aussi manquer, ou bien présenter plus d'intensité qu'il n'a été dit, surtout chez les adultes. Toutefois il est rare que les vaccinés gardent le lit ou soient même forcés d'interrompre leurs occupations. Quand on leur conseille de le faire, c'est simple mesure de prudence. Enfin les démangeaisons peuvent être fort-vives.

Le développement des pustules varie aussi suivant un grand nombre de circonstances qui, le plus souvent, peuvent se résumer dans la réceptivité particulière des sujets pour la vaccine. C'est ainsi que les boutons sont plus gros ou plus petits, arrivent à maturité un peu plus tôt ou un peu plus tard, etc., sans que la vaccination ait rien perdu de ses qualités prophylactiques, cependant ces variations ne peuvent passer certaines limites sans donner lieu à la vaccine batarde ou fausse vaccine.

Il résulte des documents fournis par les vaccinateurs

français, que pendant les grandes chaleurs le vaccin se développe mal. « Non pas, dit M. Bousquet, qu'il soit décomposé, mais sans doute parce qu'alors la peau est dans un état de stimulation peu propre à l'absorption. Il suit de là que souvent l'éruption est incomplète ou manque tout à fait. Au contraire le vaccin est plus aigu l'hiver, les boutons poussent moins vite, mais ils deviennent plus larges, leur développement est plus certain et plus régulier, et la réaction générale par fois même est plus vive. »

Quelques vaccinateurs ont remarqué (M. Gérardin, rap. officiel de 1852) que les vaccinations faites pendant le cours d'une épidémie de variole, donnaient lieu à une éruption plus aiguë et à un état fébrile plus considérable que lorsque l'insertion vaccinale était faite aux époques où ne sévissait pas la variole. Hufeland (journ. oct. 1825) avait déjà observé que dans le temps ou le choléra décimait les Indes, les vaccinations y réussissaient moins bien. On conçoit, du reste, très-facilement qu'une maladie grave, en modifiant elle-même profondément l'économie, puisse l'empêcher de ressentir l'action d'un autre agent, et par suite mettre obstacle au développement de la vaccine. La rougeole semble aussi exercer une influence de même nature sur la marche du vaccin. Les pustules cessent de s'accroître, et quand l'activité de la rougeole est effacée, celle de la vaccine reprend son cours. Ainsi donc le virus de la rougeole masque celui de la vaccine sans le détruire, mais toutes les deux ne peuvent d'ordinaire infecter l'organisme simultanément. Je ne sache pas d'ailleurs qu'on n'ait bien souvent noté l'influence des constitutions médicales sur la marche de la vaccine.

La vaccination est une pratique d'une telle innocuïté qu'il est vraiment indifférent d'y être soumis dans le plus jeune âge ou bien à une époque un peu plus avancée de la vie. On sera même porté à vacciner les enfants le plus tôt possible, si on se rappelle que la réaction générale est d'autant plus faible que le sujet est plus jeune, et l'expérience prouve en effet que les enfants au maillot supportent très-bien cette légère opération. Souvent même on a signalé les heureux effets de la vaccine sur le développement ultérieur des enfants. A la suite de cette pratique, les croûtes laiteuses ont disparu, dit-on, les constitutions chétives, scrofuleuses, ont semblé s'améliorer, la coqueluche a quelquefois guéri, etc., mais je ne crois pas avoir jamais rien remarqué de semblable. Enfin, ce qui me paraît plus probable, l'insertion vaccinale faite sur des tumeurs érectiles ou sur des *nævi*, en a par fois amené la guérison, mais pour atteindre ce but, il faut rapprocher les piqûres autant que possible. Toutefois ce serait un tort de vacciner pendant les premières semaines de la vie, à moins d'indications spéciales. L'enfant qui vient de naître a besoin du repos le plus absolu. Sa frêle existence est alors exposée à tant de dangers, que de propos délibéré on ne doit pas la soumettre à une excitation morbide, qui, quelque légère qu'elle soit, pourrait cependant compromettre une vie qui n'offre pas encore assez de résistance. Mais en cas d'épidémie de variole, il n'y aurait plus à hésiter. Entre faire courir à un enfant toutes les chances d'une maladie grave, mortelle presque à coup sûr, et lui communiquer, pour l'en préserver, une affection légère, le choix n'est plus permis.

En toute autre circonstance, je pense qu'il vaudrait mieux attendre quelques mois, car bien que la variole attaque tous les âges de la vie, il est rare pourtant qu'elle frappe les enfants avant le sixième mois. Le plus souvent il n'y aurait donc aucun inconvénient à attendre cet âge. Mais alors l'enfant fait ses dents et cette période de la vie étant presque toujours très-pénible, peut-être vaut-il mieux ne pas la choisir pour le vacciner. Au contraire de 3 à 6 mois les enfants me paraissent dans les conditions les plus favorables pour bien supporter l'insertion vaccinale. Habitués déjà aux impressions extérieures, ils se portent d'ordinaire assez bien, et l'on dirait que la nature prévoyante presse alors leur développement pour les mettre plus à même de résister aux fatigues de la dentition. S'il est vrai que la vaccine exerce une heureuse influence sur l'état général des petits enfants, on ne saurait choisir pour l'inoculer un instant plus propice que celui où l'on agit dans le sens même de la nature. Si pourtant on ne l'a pas fait, il vaudra mieux dès lors attendre que la première dentition soit complète, ou tout au moins saisir l'intervalle qui sépare deux évolutions dentaires, intervalle qui, d'ordinaire, laisse aux enfants un repos réparateur comme pour les préparer à des nouvelles souffrances.

III

Du choix et des qualités du vaccin.

Un fait capital pour le succès complet de la vaccination est le choix du vaccin. Aussi les auteurs se sont appliqués à préciser les caractères du bon vaccin. Sans les suivre dans des détails inutiles au praticien, et qui ne peuvent être étudiés que sous le champ du microscope ou dans le laboratoire du chimiste, qu'il me suffise de rappeler que le vaccin est de bonne qualité, quand il est transparent, incolore, visqueux, sirupeux, inodore, quand il a une saveur légèrement âcre ou saline, quand il est soluble en toutes proportions dans l'eau ; quand il s'échappe par gouttelettes de la pustule qui le fournit, ce qui tient à la structure aréolaire de celle-ci ; lorsqu'enfin il se dessèche promptement à l'air, sans rien perdre de sa transparence, formant alors, sur la lancette ou tout autour du bouton, d'où il s'écoule une sorte de vernis dur, brillant, nacré, argenté, trés-adhérent, qui s'écaille comme du blanc d'œuf desséché, et qu'on ne peut mieux comparer qu'aux traces que laissent derrière eux les limaçons. Le vieux vaccin doit, s'il est liquide, avoir conservé tous les caractères du vaccin frais ; s'il est desséché, il doit les reprendre dès qu'il est humecté avec un peu d'eau ou de salive.

La viscosité étant la condition indispensable du bon vaccin, c'est elle qu'il faut rechercher avant tout. Pour cela, il suffit de s'assurer qu'une gouttelette du vaccin qu'on veut essayer file entre les doigts comme le ferait une gouttelette de sirop. — Tout vaccin qui n'est pas visqueux, ne doit pas être inoculé.

Voici maintenant comme complément à cette description du virus-vaccin les plus importants de ses caractères chimiques. Il est facilement décomposé par la chaleur et même par l'air atmosphérique. Alors l'oxigène de l'air, l'oxide, et l'acide carbonique le neutralise ou même l'acidifie. Dans les réactions chimiques, il paraît se comporter à la manière des hydatides. Il semble composé d'eau et d'albumine dans des proportions peu connues.

Voici encore d'après M. Dubois, d'Amiens, les caractères microscopiques du vaccin : 1° il n'offre aucunes traces de globules; 2° aucunes traces d'animalcules; 3° parfaitement limpide lorsqu'il est récent, il cristallise promptement ; 4° desséché, il offre deux ordres de dispositions, des traînées opaques et des lascis d'une grande ténuité; 5° ces dispositions caractérisent le bon vaccin; 6° il les perd quand il s'altère; 7° les extrêmes de température (ébullition, congélation) le dénaturent; 8° il est analogue, par sa constitution, au venin de la vipère. Mais MM. Bousquet et Pelletier ont trouvé au vaccin une organisation qui diffère un peu de celle-ci; les extrêmes de température font, disent-ils, plus que de le dénaturer, ils le détruisent, le tuent, ainsi que M. Mojon l'avait prouvé depuis longtemps déjà. Evidemment, de telles notions curieuses, sans doute, au point de vue scientifique, ne peuvent servir à rien dans l'application.

Un grand nombre d'expériences ont démontré que plus le vaccin était jeune, plus il était actif. Cependant on ne peut guère l'employer avec avantage avant le septième ou le huitième jour de l'insertion, parce que plus tôt, la pustule en contient encore trop peu. Puis parce que, sans être plus préservatif, le vaccin trop jeune semble donner lieu à une réaction plus vive. D'un autre côté, dès le dixième jour, la suppuration commence d'ordinaire, et les qualités du vaccin sont alors altérées. Mais dit M. Bousquet (rap. de 1850), « il n'y a pas de vérité si bien établie qui ne rencontre des contradicteurs. Parce qu'il a produit de la bonne vaccine avec du vaccin de neuf et même dix jours, M. Laboulbène, par exemple, se persuade qu'il va toujours se fortifiant et pose cette proposition *que le vaccin gagne en force à mesure que le bouton se développe ;* or c'est justement l'inverse qui est vrai. » Ainsi donc c'est du septième au dixième jour qu'il convient de le recueillir. Plus tôt ou plus tard, selon le développement des pustules qui, je l'ai dit, varie avec la réceptivité du sujet pour la vaccine, avec la température, etc.

Il est incontestable que l'emploi du vaccin frais donne des résultats bien supérieurs à celui du vaccin conservé. Aussi presque tous les praticiens préfèrent vacciner de bras à bras. Les parents préfèrent aussi cette méthode pour leurs enfants et ils ont raison. Mais en général on s'inquiète beaucoup trop de la provenance du vaccin, et les médecins eux-mêmes partagent souvent à cet égard les croyances du public. Il leur faut de belles pustules, et jusqu'ici nous sommes à peu près d'accord avec eux, mais ils tiennent à les trouver chez un bel enfant aux couleurs roses et blanches, et qui surtout ne soit entaché d'aucun vice héréditaire ou acquis. Et bien, quand même plusieurs auteurs n'auraient pas déjà signalé ce préjugé, l'expérience et le raisonnement se réuniraient pour le détruire.

L'expérience, car depuis que l'on vaccine il n'a pas été publié un fait où il soit démontré que la scrofule, la phtisie, la syphilis, etc., aient jamais été transmises par le virus-vaccin; d'où il faut au moins conclure que si la chose est, elle est si rare que les exemples en sont inconnus. Et pourtant, que de vaccin n'a pas été recueilli sur des sujets entachés d'affections contagieuses? De plus, des expériences décisives ont été faites nombre de fois. Pour n'en citer qu'une je dirai que mon père, directeur de la vaccine du département de la Sarthe, a souvent inoculé du vaccin pris sur des galeux, qu'il a obtenu de belles pustules et n'a point communiqué la gale.

Le raisonnement de son côté, celui qui est d'accord avec les plus saines doctrines, nous dit que les virus sont des entités dont la nature bien qu'inconnue est toujours identique, car les effets qu'ils produisent sur l'économie sont toujours les mêmes à l'énergie près. Il est vrai que celle-ci peut-être simultanément infectée par plusieurs virus, et dans ce cas il arrive par fois qu'ils sont dans les meilleurs rapports de voisinage, chacun d'eux se développe parallèlement avec les autres et sans jamais se confondre avec eux. Chaque fois au contraire que les virus sont susceptibles d'exercer une action les uns sur les autres, ils s'excluent réciproquement. De sorte que celui qui a le plus d'énergie déplace les autres peu à peu et finit par se substituer complétement à eux. Enfin il est un moyen terme possible, c'est-à-dire que l'économie puissamment modifiée par le plus énergique des virus dont elle est imprégnée, conserve les autres à l'état latent, jusqu'au moment où elle se trouvera dans des conditions compatibles avec leur manifestation. Mais jamais il ne peut y avoir ni combinaison ni mélange entre eux, le bon sens le dit.

Deux virus combinés s'annuleraient, se tueraient, car n'oublions pas qu'ils sont des êtres organisés, vivants en quelque sorte, qui peuvent, en certaines circonstances, se produire spontanément à la manière des entozoaires (rage chez les chiens, variole chez l'homme, claveau chez les bêtes à laine, vaccin chez les vaches, etc.), mais le plus ordinairement ils se multiplient, se perpétuent par *fissiparie;* donc ils ne peuvent pas plus que les autres êtres organisés, se combiner entre eux de manière à former un nouvel individu.

Quant au mélange de deux virus, il est tout aussi difficile à comprendre à moins qu'il ne soit opéré artificiellement. Jamais une pustule de vaccin ou de variole, jamais un chancre ne peut contenir autre chose que le vaccin, la variole ou la syphilis. Autant vaudrait-il dire qu'une graine contient une autre plante que celle dont elle provient.

Reste une objection plus spécieuse : le vaccin d'un tuberculeux ou d'une personne entachée d'un vice organique ne doit-il pas communiquer les tubercules ou ce vice organique? Et bien non. Dans les maladies héréditaires, telles que les tubercules, la scrofule, le cancer, la syphilis constitutionnelle, etc., le moyen de transmission n'est pas un virus, mais une autre entité tout aussi inconnue dans son essence et que l'on s'accorde assez généralement à nommer *diathèse*. Les diathèses quelque idée qu'on s'en fasse, d'ailleurs, ont toutes pour caractères généraux de n'être pas incompatibles avec la vie, de pouvoir demeurer longtemps à l'état latent, et d'être si uniformément répandues dans toutes les molécules de l'organisme qu'elles infectent, que ses sécrétions mêmes ne sont pas exemptes de leur vice. C'est qu'à l'encontre des virus, elles font partie intégrantes de l'individu, qu'elles composent sa propre substance. Ne venant point du dehors elles ne sont point transmissibles par contagion, mais seulement par hérédité. Il n'en peut-être autrement, car les parents tirent d'eux-mêmes le nouvel être. Les diathèses ne se transmettant point latéralement, il en résulte que le vaccin ne saurait jamais être imprégné de leur vice. Pour que cela fût, il faudrait entre les sécrétions naturelles et les sécrétions virulentes une analogie de composition que leur différence de nature ne permet pas même de supposer. Les premières en effet font partie de nous-mêmes, elles ne constituent pas un nouvel individu, une sorte de parasite, pouvant vivre au dedans de nous et à nos dépens, mais pouvant aussi vivre et conserver son activité spécifique lorsqu'il est au dehors. Les virus, au contraire, sont cet être à part, qui une fois introduit dans notre organisme s'en nourrit. Il y produit bientôt des effets généraux, spécifiques, car les virus sont comme les ferments, comme les levains, comme les miasmes; peu importe la quantité du virus inoculé, il ne tarde pas à s'augmenter, et l'économie toute entière en est bientôt infectée. Au contraire des diathèses, les virus ne peuvent se transmettre que latéralement, et les parents ne sauraient les communiquer à leurs enfants, si ce n'est par contagion, bien entendu.

Concluons que le vaccin est comme tous les virus, toujours identique à lui-même. Qu'il soit pris sur un sujet parfaitement sain ou sur un sujet entaché de quelque vice contagieux ou héréditaire, il ne peut communiquer ces vices, il ne développe jamais que le vaccin. Si cette vérité ne semblait pas suffisamment démontrée, j'invoquerais d'autres arguments, l'analogie par exemple. A-t-on jamais vu le scrofuleux ou le phtisique, atteint de syphilis, communiquer autre chose que la syphylis? Et pourquoi donc ces mêmes affections seraient-elles transmissibles seulement sous le couvert du vaccin? Pourquoi, sans raison et contre les résultats de l'expérimentation, doter de ce funeste résultat le vaccin à l'exclusion de tous les autres virus.

Est-ce à dire maintenant qu'il ne faut tenir nul compte de la répugnance des familles à faire vacciner leurs enfants avec du vaccin provenant d'un phtisique ou d'un tuberculeux? Non sans doute quand on peut faire autrement. Mais en tout temps je préférais ce vaccin pris de bras à bras, au vaccin conservé, et en temps d'épidémie le médecin qui n'aurait que du vaccin d'une telle provenance, devrait s'efforcer de passer outre et l'inoculer.

IV

De la conservation du Vaccin.

Quels que soient les avantages de la vaccination de bras à bras, elle n'est pas toujours possible; aussi a-t-on donné une grande importance à la manière de conserver le vaccin. J'établirai d'abord que les moyens les plus simples sont les meilleurs. Ainsi quand on ne doit conserver le vaccin que quelques jours, il suffit de le charger sur une lancette. Mais le vaccin ne tarde pas à oxider la lancette et à se décomposer lui-même sous l'influence de l'air; aussi ce moyen est mauvais chaque fois que l'on veut conserver le virus longtemps. On s'est souvent servi avec avantage des croûtes de vaccin desséché; en ce cas il faut avoir la précaution de ne pas employer le centre de la croûte, car il contient d'ordinaire un peu de pus dont l'inoculation ne reproduirait nullement la vaccine. Les deux procédés qui semblent aujourd'hui se partager la faveur sont les plaques en verre et les tubes de M. Bretonneau.

Le premier, adopté par l'Académie de médecine, a pourtant l'inconvénient de ne pas laisser le vaccin liquide. Sans doute sa grande simplicité qui le rend d'un usage très-facile, car on peut partout se procurer deux petits morceaux de verre, est la raison principale qui l'a fait choisir et recommander par l'Académie de médecine. Pour charger les plaques, il suffit de les appliquer sur un bouton de vaccin après lui avoir fait quelques légères piqûres, puis on réunit deux plaques par leur surface humide et on les enveloppe d'une feuille très-mince de plomb. — Lorsqu'on veut se servir du vaccin ainsi conservé, il faut le liquéfier avec une gouttelette de salive ou d'eau froide, car très-souvent l'eau tiéde empèche le succès du vaccin.

Les tubes de M. Bretonneau ont l'avantage de conserver le vaccin parfaitement limpide. J'ai des tubes remplis depuis 8 ans et le vaccin est aussi beau que le jour ou il a été recueilli. Mais on n'a pas toujours des tubes sous la main, et le manuel opératoire sans être difficile est pourtant un peu moins simple que lorsqu'on se sert de plaques. Pour remplir les tubes, on pique très-obliquement les boutons de vaccin, en ayant soin qu'il ne s'écoule pas de sang; puis lorsque le fluide vaccin apparaît, on présente horizontalement, à chaque gouttelette, l'extrémité d'un tube ouvert par ses deux bouts. Il est inutile d'essayer de les remplir en entier. En pesant un peu sur les pustules, avec l'extrémité du tube, on peut y faire pénétrer une plus grande quantité de vaccin. Pour fermer les tubes il suffit de plonger leurs extrémités dans un peu de cire fondue, ou ce qui vaut mieux, on les lute à la bougie ; on est ainsi plus certain de les fermer exactement, et le verre étant très-mauvais conducteur du calorique, le danger signalé de l'ébullition du vaccin est tout chimérique, dès que l'on a acquis un peu d'habitude. Les tubes de M. Bretonneau peuvent voyager plus facilement, dans une lettre, que les plaques, ils sont moins lourds et il suffit, pour les mettre à l'abri de la casse, de leur faire un fourreau avec un petit tuyau de plume rempli de poudre de bois. — Lorsqu'on veut s'en servir, on peut après avoir brisé l'extrémité dans laquelle il y a le moins d'air, chauffer l'autre entre ses doigts ou à la bougie, l'air se raréfiant chasse le vaccin qu'on reçoit alors sur une petite plaque ou directement sur la lancette. Mais presque toujours ce moyen est insuffisant pour vider tout le tube, et il est plus simple d'en briser de suite les deux extrémités, d'ajuster le bout qui contient le plus d'air dans un chalumeau de paille ou de verre, et de chasser le vaccin en soufflant doucement. « On peut encore briser le tube par son milieu en le frottant légèrement sur l'arrête d'un grès, on a alors deux petites cupules dans lesquelles il est facile d'introduire une aiguille à vacciner. »

M. Kœnig (Haut-Rhin), se sert aussi des tubes de M. Bretonneau, mais pour y faciliter l'ascension du vaccin, il les ajuste au bout d'une seringue à brôme et aspire le vaccin. En vérité je ne vois pas en quoi consiste le perfectionnement, si ce n'est à rendre difficile un manuel opératoire fort simple de lui-même. — MM. Malherbe (canton de Vaud), et Fiart, ont aussi imaginé de remplacer les tubes renflés de M. Bretonneau par un tube capillaire à diamètre constant, terminé à l'une de ses extrémités par une petite ampoule ou boule thermométrique. On commence par raréfier l'air dans le tube en chauffant sa boule dans la bouche ou dans la main, puis on le remplit à la manière d'un thermomètre. Ce procédé n'a véritablement aucun avantage sur celui de M. Bretonneau, et ces petits thermomètres sont certainement plus fragiles que de simples tubes capillaires légèrement renflés à leur milieu. Le prix de revient doit en être aussi plus considérable. — Un médecin anglais, M. Cheigue, a encore proposé de mélanger le vaccin avec une goutte d'une solution de glycérine. « Cette substance, qui est liquide à la température ordinaire, qui n'est ni cristallisable ni fermentescible, qui est antiseptique et qui se mêle facilement au vaccin, l'empêche de se dessécher et ne lui ôte rien de ses propriétés préservatrices. » Encore une fois, il ne faut pas tant de précautions pour garder du vaccin liquide; j'en ai depuis 8 ans, qui est parfaitement limpide, et si je pensais utile d'étendre le vaccin, pour le conserver plus liquide, j'aimerais mieux le moyen de M. Pourcelac, qui consiste à verser une goutte d'eau distillée sur le bouton, ouvert le septième jour, puis à recueillir le fluide dans un petit tube.

En résumé nous avons deux excellents moyens de conserver le vaccin, les plaques et les tubes de M. Bretonneau. Il n'y a peut-être pas de très-graves raisons pour préférer l'un à l'autre, mais je ne vois pas non plus quel intérêt se rattache à la recherche et à la publication de nouveaux procédés qui ne valent pas les anciens. C'est à dessein que je me tais sur les moyens antérieurs à l'usage des plaques. Ils sont abandonnés et pour la plupart justement tombés dans l'oubli.

Comme il est presque toujours facile de se procurer du vaccin récent et qu'on le préfère avec raison, on ne sait pas encore au juste pendant combien de temps ce virus peut se conserver sans perdre ses propriétés. Seulement il est bien avéré que le vaccin gardé d'une année à l'autre réussit parfaitement. J'ai, pour aider à la solution de cette question, fait inoculer sous mes yeux du vaccin recueilli dans un tube, par mon père, en 1845 ; ce vaccin était parfaitement limpide et un peu rosé. Deux enfants furent vaccinés au bras gauche, tandis que du côté opposé on inocula du vaccin de bras à bras. Le vieux vaccin mourut, le nouveau donna une seule pustule très-petite. Comme tout le vieux vaccin n'avait pas été employé, le reste avait été repris dans le même tube et servit quelques jours plus tard à inoculer un troisième enfant qui, comme les précédents, reçut simultanément du vaccin de bras à bras. Il est bon d'ajouter qu'on a commencé par placer le vieux vaccin. Cette fois l'opération réussit parfaitement, les pustules furent magnifiques sur les deux bras. Elles atteignirent presque la grosseur de la pulpe du petit doigt, et il fut impossible à ceux qui n'avaient pas assisté à l'insertion de reconnaître l'origine des deux vaccins. L'un et l'autre ont été reportés sur d'autres enfants et se sont comportés de la même manière. Le procédé de M. Bretonneau permet donc de conserver au vaccin toute son activité pendant huit ans au moins ; encore du vaccin de cet âge a-t-il pu subir le contact de l'air et le transvasement sans éprouver aucune altération. S'il a échoué sur les deux premiers enfants, il n'en faut accuser que leur organisation réfractaire à l'infection vaccinale, puisque l'insertion de bras à bras n'a donné elle-même que des résultats peu satisfaisants.

V

L'effet prophylactique de la Vaccine, dépend-t-il de l'intensité de ses symptômes ? — De la fausse Vaccine.

Quelques auteurs pensent que la vaccine est d'autant plus infaillible qu'elle donne lieu à des symptômes généraux et locaux plus intenses. MM. Eichhorn, de Berlin, et Robert, représentent cette opinion, à laquelle sont venus se ranger aussi MM. Brisset, Grégory, Tueffart, Delfrayssé, Laugier, etc., Malgré l'autorité de ces noms, la plupart des vaccinateurs sont restés dans l'opinion contraire et croient qu'un seul bouton de vaccin bien développé, préserve aussi sûrement de la variole qu'une plus grande quantité. J'ai déjà dit que je le croyais aussi. C'est qu'en effet, ceux qui ont recommandé de faire un grand nombre de piqûres pour assurer mieux le succès de la vaccination, n'ont pas fourni des arguments bien convaincants en faveur de leur manière de faire, et de plus il me semble que leur pratique pourrait bien être le résultat de la confusion faite par eux entre un virus et un poison.

La question quantitative est tout quand il faut juger de l'action d'un poison, d'un venin, car il ne peut se multiplier par lui-même, et si l'on parvient à l'extirper de l'économie ou bien à l'y neutraliser presque entièrement, ses effets seront nuls ou peu marqués. Mais la dose n'est rien dans l'effet d'un virus, d'un miasme. Dès qu'il a pénétré dans nos organes, il faut le détruire en entier, car pour peu qu'il en reste, il ira s'augmentant toujours et saturera bientôt toute l'économie. A-t-on jamais vu la syphilis infecter moins sûrement, moins complétement celui qui n'a qu'un petit chancre que celui qui est couvert de vastes ulcères phagédéniques! Pour arrêter les effets d'un poison il suffit de s'opposer à son absorption, on peut ainsi les graduer en quelque sorte à son gré. Mais pour arrêter le développement d'un virus, il faut l'annihiler. Si le chancre n'est pas cautérisé avant qu'il y ait commencement d'absorption, c'est peine perdue. C'est en vain que M. Bousquet a cautérisé des pustules de vaccin dès leur apparition, l'infection était déjà produite et une nouvelle vaccination est restée sans résultat. Les ventouses arrêtent les accidents dus à la morsure des serpents et M. Bousquet a longtemps laissé des ventouses sur des piqûres de vaccin, sans pouvoir arrêter leur évolution.

Si donc le médecin fait plusieurs piqûres et cet usage est bon, que ce soit dans l'espoir d'en voir une au moins réussir, germer, et non parce qu'il pense qu'une seule pustule, bien poussée, ne suffit pas pour préserver de la variole. C'est ainsi que l'horticulteur sème plus de graines qu'il ne veut de plantes, ou greffe toutes les branches d'un arbre pour mieux assurer son succès.

Mais M. Eichhorn, en faisant de 16 à 20 piqûres, ne se propose pas seulement de rendre la vaccine plus intense; il prend dans les pustules naissantes une partie du vaccin qui commence à s'y former et s'en sert pour faire ce qu'il appelle une *vaccination d'épreuve*, ne laissant alors que 4 ou 6 pustules intactes. Si cette seconde vaccination ne réussit pas, il regarde les individus comme parfaitement préservés, l'infection est entière; si elle réussit mal, c'est que la préservation n'est pas complète; enfin il regarde celle-ci comme à peu près nulle quand la *vaccination d'épreuve* donne des pustules qui ne laissent rien à désirer. Avant que d'être acceptées ou rejetées tout à fait, de telles assertions demandaient à être vérifiées par de nouvelles expériences.

MM. Verdier, Lallemant, etc., les ont entreprises, et rarement ils ont réussi à produire une seconde éruption. Il en devait être ainsi, car suivant la remarque pleine de justesse de M. Bousquet (rap. de 1850). « La première vaccine exclut toujours la seconde, à moins que les deux opérations ne soient trop rapprochées pour pouvoir s'exclure, et alors elles n'en font qu'une. » M. Brachet a publié un fait qui trouve ici sa place. Ce médecin ayant inoculé deux enfants sans succès, les revaccina dix jours après, alors les premières piqûres se développèrent très-régulièrement et les secondes ne donnèrent lieu à aucuns phénomènes. Il tira de là deux conclusions : la première, « c'est que l'économie saturée de virus-vaccin et modifiée par son action, n'accepte pas de nouveau virus; la seconde, c'est que la modification produite dans l'économie par le vaccin, peut exister sans que l'éruption ait encore eu lieu. » Ce fait rentre donc dans la remarque faite par M. Bousquet et ne peut être invoqué en faveur de l'opinion de M. Eichhorn.

De plus, le succès de la vaccination d'épreuve n'infirmerait pas toujours celui de la première, car l'infection générale peut avoir eu lieu, et certains sujets n'en conserver pas moins l'aptitude à pousser une seconde éruption qui est alors locale. M. Bousquet qu'on ne peut trop citer (s. acad. du 2 octobre 1858), affirme avoir vu beaucoup de ces varioles locales, auxquelles même il attribue l'insuccès des revaccinations lorsqu'elles ne détruisent pas l'aptitude à contracter la variole; et M. Emery, parlant dans le même sens, dit avoir connu un médecin dont la réceptivité pour le vaccin était telle qu'il s'inoculait ce virus à chaque instant, de manière à le perpétuer sur lui-même. Quoi qu'il en soit, ces faits, en petit nombre, ne me paraissent pas suffisants pour justifier complétement la pratique de M. Eichhorn. Sa vaccination d'épreuve ne peut donner que des probabilités, et dès lors elle devient inutile, car la méthode ordinaire, qui est plus simple, en fait tout autant. Enfin je ne vois pas la nécessité de faire 20 piqûres, et la vaccination d'épreuve serait ni plus ni moins concluante, pratiquée quelques jours plus tard avec le vaccin d'une seule pustule.

Dès qu'un seul bouton préserve aussi sûrement que dix, on doit rejeter le précepte qu'ont donné plusieurs praticiens, de faire, en temps d'épidémie de variole, des incisions sur plusieurs parties du corps, et d'y verser une aussi grande quantité de vaccin que possible.

Reste encore à savoir si l'intégrité d'un bouton est au moins indispensable pour assurer l'action préservatrice de la vaccine. En un mot s'il peut y avoir des *vaccinæ sine vaccinis*, comme il y a des *variolæ sine variolis*. M. Bousquet les admet, M. Rayer les admet aussi. Le fait de M. Brachet cité plus haut peut-être invoqué en faveur de cette opinion; elle est de plus la conséquence logique de tout ce que je viens de dire. Dès lors que la plupart des auteurs conviennent que l'infection vaccinale a lieu indépendamment de l'intensité des phénomènes locaux, il n'y a qu'un pas pour arriver à l'opinion de MM. Rayer et Bousquet. Enfin la variole et la vaccine étant, comme l'a dit le dernier, « deux maladies de même ordre et peut-être même d'une nature plus rapprochée encore, il ne répugne en rien d'admettre pour l'une ce que l'on admet généralement pour l'autre. » A ces raisons, il faut ajouter que M. Bousquet ayant empêché, par une cautérisation, le développement des pustules, l'infection n'en n'a pas moins eu lieu, puisqu'il n'a pu développer de nouvelles pustules par la revaccination. Il faut ajouter encore que souvent on a vu des personnes réfractaires à la vaccine, traverser impunément des épidémies meurtrières de variole. Ces personnes étaient-elles sous l'influence de la vaccine, bien qu'elles n'eussent jamais présenté l'éruption caractéristique, ou bien étaient-elles à la fois réfractaires aux virus-vaccin et varioleux? Je ne puis résoudre la question mais il faut forcément accepter le fait.

Tout en déclarant que je crois qu'il peut, à la rigueur, y avoir préservation sans éruption, j'observerai que dans les cas où les boutons semblent manquer, ils ne sont souvent que retardés. Ainsi il n'est pas très-rare de voir la période d'incubation de la vaccine se prolonger jusqu'au dixième ou onzième jour. Selon quelques vaccinateurs, elle peut aller jusqu'au vingt-cinquième et au-delà. Dans un journal anglais, à la date de 1825, on parle d'une vaccine développée au bout de six mois et même au bout d'un an. Sarco cite dans son traité de la vaccine plusieurs cas d'éruption très-tardive, et un médecin de Lithuanie a vu une vaccine paraître le quatrième jour, rentrer le septième et reparaître (J. Franck, t. II.) — De telles assertions ne doivent du reste être acceptées qu'avec beaucoup de circonspection. Je termine par une réflexion de M. Bousquet, « c'est que si l'intégrité des boutons n'est pas indispensable à l'action préservatrice de la vaccine, il est du moins impossible sans elle de constater l'infection vaccinale. »

Ces considérations me conduisent à parler de la fausse vaccine, vaccinoïde ou vaccinelle des auteurs. Celle-ci est évidemment de même nature que la vaccine, dont elle ne diffère que par des caractères très-secondaires. Ses causes les plus ordinaires sont : l'inoculation d'un vaccin pris dans une pustule trop avancée ou sous l'escarre : l'inoculation d'un fluide altéré par le temps, la chaleur ou toute autre cause ; l'usage d'une lancette malpropre ; une piqûre trop profonde ; la vaccination de sujets déjà vaccinés avec succès ou variolés ; l'insertion simultanée de la variole, ou bien la vaccination de sujets qui couvent la petite vérole (période d'incubation) ; la déchirure prématurée de la vésicule, sa compression, toutes les causes accidentelles qui peuvent s'opposer à son développement ou lui faire perdre sa force normale. Mais plus que tout, cela peut-être une susceptibilité particulière de la peau, une idiosyncrasie rebelle à l'action de la vaccine, car les pustules de vaccin sont comme les plantes, elles croissent moins bien dans un mauvais sol. La fausse vaccine offre des caractères particuliers selon qu'elle reconnaît l'une ou l'autre de ces causes. « Aussi M. Rayer a fait pour elle ce qu'il avait fait déjà pour la fausse variole, il a décrit sous le nom de modifications de la vaccine ou de *vaccinelles* (au pluriel), toutes ces éruptions vaccinales qui ne diffèrent point au fond, mais seulement par les circonstances au milieu desquelles elles apparaissent. » (Bouillaud). Dès que les vaccinelles ne sont pas des maladies spéciales, il est impossible de leur refuser, dans certaines limites, les qualités anti-varioliques de la vaccine, leur type; c'est d'ailleurs ce qu'une appréciation rigoureuse des faits met hors de doute. Ainsi M. Lombard, de Genève (biblioth. univ. de Genève, 27 mars 1839), a obtenu une vaccine régulière avec du virus pris dans des boutons de fausse vaccine. Ces résultats n'ont point échappé à M. Rayer : « l'humeur des pustules des vaccinelles, dit-il, est contagieuse et insérée dans la peau à l'aide de piqûres, elle se propage comme la vraie vaccine, sans être préservatrice au même degré. »

L'autorité de M. Rayer devrait trancher cette question; cependant je ne puis omettre de citer le travail de M. Dourlen, de Lille (journ. des conn. méd.-chir., 7e an.). De ce que la vaccine est moins intense chez les enfants pâles, lympathiques, à peau molle et velue, que chez ceux qui sont sanguins, bien que ses propriétés n'en subissent aucune altération; de ce que chez les adultes les pustules sont souvent plus oblongues, plus plates, plus ternes, donnent lieu à plus de démangeaisons, à plus de douleurs axillaires; l'auteur conclut que la puissance anti-variolique de la vaccine échappe tout à fait à l'action modificatrice que l'âge, que la constitution, que les maladies mêmes exercent sur ses caractères généraux, jusqu'à les rendre par fois méconnaissables. L'expérimentation l'a du reste conduit aux mêmes résultats que la théorie. Ainsi ayant inoculé la vaccine la plus légitime et la fausse vaccine aux mêmes enfants, en les choisissant tantôt déjà vaccinés ou variolés, tantôt vierges des deux éruptions, il a pu faire des expériences comparatives qui lui ont donné les résultats suivants. — La fausse vaccine qu'on obtient du bon vaccin, chez les sujets variolés ou déjà vaccinés, ou chez ceux qui sont réfractaires à la vaccination, ne semble pas susceptible de reproduction. Ses phénomènes très-faibles disparaissent très-vite sans laisser de traces. Mais quand la fausse vaccine marche avec moins de rapidité, elle peut s'inoculer vers le quatrième ou cinquième jour, avant qu'elle soit en suppuration. Dans ce cas, elle reproduit souvent la vaccine la plus légitime. La vaccine la plus légitime et la fausse vaccine la plus abortive, ne sont donc que la même maladie à différents états, et entre elles deux, il y a une foule de degrés. — La fausse vaccine qui s'obtient le plus souvent chez les variolés, quelque soit leur âge, qui s'obtient aisément chez les vaccinés qui ont moins de 25 à 30 ans, n'est pas susceptible de reproduction sans changement d'état, reproduction qui n'arrive d'ailleurs que quand elle atteint un certain degré; alors elle donne la vraie vaccine ou la vaccinelle selon les prédispositions du sujet. — Quand à la vaccinelle, l'auteur ne voit pas en quoi elle diffère de la vaccine; son bouton est ombiliqué, bien aréolé, et de l'aveu de médecins très-exercés, il est souvent impossible de reconnaître les deux éruptions; de plus, lorsqu'elle est bien compliquée, elle peut devenir même plus contagieuse que la vaccine. Un enfant vacciné sept fois de suite, sans succès, ne put être inoculé que par le pus d'une vaccinelle, les boutons furent beaux et reproduisirent toujours la vaccine. Ce qu'il y a de plus spécial à la vaccinelle, c'est de ne survenir d'ordinaire que chez les adultes et de s'accompagner en général d'une réaction un peu plus vive que la vaccine, réaction qui, du temps de Jenner, était la garantie obligée d'une bonne vaccination. — La vaccinelle est donc la vaccine des vaccinés ou des variolés, chez lesquels l'immunité donnée par l'une ou l'autre de ces maladies décroit ou s'éteint.

Je m'abstiens d'ajouter rien à cette exposition résumée du travail de M. Dourlen, car je ne crois pas que l'on puisse démontrer plus clairement que la fausse vaccine est préservatrice de la variole, dans des limites moindres à la vérité que la véritable, mais d'autant moins restreintes que l'éruption vaccinoïde se rapproche davantage de la vaccine légitime.

Encore un mot pourtant avant que d'abandonner ce sujet : plus les phénomènes locaux sont intenses, plus il y a de réaction ; par conséquent on ne saurait trouver, dans la fièvre qui accompagne d'ordinaire la vaccine, la preuve de ses qualités préservatrices. Celle-ci peut d'ailleurs manquer quoi qu'il y ait de fort belles pustules, et l'on sait qu'elle est souvent plus forte dans la vaccinelle que dans la vaccine légitime.

En définitive il est toujours facile de savoir si l'infection vaccinale est complète. Cela est chaque fois que l'éruption caractéristique paraît et qu'elle suit sa marche normale ; cela est très-probable quand les boutons n'offrent, dans leur évolution et dans leur forme, que de légères modifications, leurs caractères les plus importants qui sont le tubercule du début, l'ombilication et la structure aréolaire de la pustule étant respectés. Tout porte à croire, au contraire, que l'infection n'est que partielle, que la préservation variolique sera insuffisante ou nulle, lorsque l'éruption manque ou se fait à peine et que dans ces circonstances surtout il ne se manifeste aucune fièvre, aucune affection générale. Par exception pourtant il peut en être autrement. La fausse vaccine n'étant le plus souvent que la vaccine légitime implantée sur un mauvais sol, elle cessera de languir et reprendra toute son intensité, toutes ses vertus anti-varioliques, dès que par une nouvelle transmission on la mettra dans de meilleures conditions de développement.

VI

Des rapports de la Vaccine avec la petite-vérole. — Ces deux affections sont-elles identiques?

Il est un certain nombre de maladies auxquelles nous ne sommes en général redevables qu'une fois, la variole est de ce nombre. Ses récidives sont du moins assez rares pour qu'il soit permis de considérer les individus qui lui ont payé tribut, comme définitivement libérés. Peu importe même que leur variole ait été grave ou légère, l'immunité qu'ils ont acquise est absolument la même. C'est à cette remarque que nous devons l'inoculation. En effet, dès lors qu'il faut être atteint par le fléau et qu'on ne doit l'être qu'une fois, il devient logique d'aller au-devant de lui lorsqu'on se trouve soi-même dans les meilleures conditions pour lui résister ou lorsqu'il paraît être lui-même dans un instant de rémission, plutôt que de se laisser prendre au dépourvu par lui.

L'inoculation n'est pas autre chose que l'application de ce raisonnement. On prend du pus dans les pustules d'une variole très-discrète, très-bénigne, on l'insère sous l'épiderme d'une personne qui n'a pas encore eu la variole, mais qu'il l'aura peut-être dès demain, et cette variole communiquée, conserve ordinairement l'extrême bénignité de la pustule, qui l'a fournie et préserve tout aussi sûrement d'une récidive que si elle fût survenue naturellement, laissant alors le sujet exposé à toutes les chances d'une éruption confluente et meurtrière. L'inoculation était donc un grand bienfait. Connue depuis longtemps, en Orient, elle commençait à se répandre en Europe sous le chaud patronage de Lacondamine, quand Jenner lui substitua la vaccine.

La vaccine ne guérit pas de la petite vérole, mais elle en préserve ; elle en préserve non pas parce qu'elle neutralise le virus varioleux, non pas parce qu'elle le chasse, parce qu'elle lui est antipathique, mais bien parce qu'elle en tient lieu, parce que le virus-vaccin est son équivalent. La vaccine et la variole sont de même nature, et c'est pour cela qu'elles peuvent se remplacer l'une par l'autre ; il y a tant de rapport entre elles deux, a-t-on dit, qu'il est difficile de dire où s'arrêtera l'analogie. Toutes deux n'infectent d'ordinaire l'économie qu'une fois, toutes deux lui impriment une modification semblable ou tout au moins équivalente, et comme il est dans la nature de cette modification de persister longtemps après la maladie qui l'a déterminée, la variole n'a plus de prise après la vaccine, pas plus que la vaccine n'a de prise après la variole. Je n'ignore pas qu'il peut en être autrement, mais quelques exceptions n'ôtent rien à la valeur du fait général. Personne n'a mieux développé cette thèse que M. Bousquet, et je ne puis mieux faire que de résumer son travail.

« La variole et la vaccine se ressemblent tellement, qu'il n'est pas, dit-il, un médecin, si exercé qu'on le suppose, en état de les distinguer l'une de l'autre; c'est la même incubation, la même forme, la même marche, etc., et la ressemblance ne s'arrête pas à l'extérieur, de sorte que les deux éruptions se confondent dans la même description. » Sans doute, l'habile rapporteur de la commission de vaccine ne parle ici que de la variole inoculée, et ne s'occupe que des pustules d'insertion, mais on peut poursuivre la ressemblance, car quelques fois aussi la vaccine a donné une éruption secondaire. Les exemples en sont rares, il est vrai, mais on en trouve. Récemment encore MM. Dièche et Laboulbène en ont communiqué chacun un à l'Académie de Médecine ; et dans ces deux cas, la seconde éruption s'est faite à la même époque et de la même manière, qu'aurait fait une éruption secondaire de variole inoculée.

D'autre part, on sait que bien souvent, cette seconde éruption manque dans la variole inoculée; le fait a été signalé par Dimsdale, Fouquet, Tronchin, etc. Mais sans aller le chercher si loin, M. Filhol de Ste-Tulle, ayant reçu, en 1825, du virus varioleux au lieu de vaccin, l'inocula à seize enfants et n'eut que des boutons d'insertion; il ne reconnut l'erreur que par les inoculations ultérieures qui reproduisirent tous les symptômes de la petite vérole. On a beaucoup parlé d'une expérience plus décisive encore, c'est celle que fit M. Guillou, en 1826; ce médecin manquant de vaccin pendant une épidémie, qui ravageait la petite ville de St-Pol-de-Léon (Finistère), recourut résolument à l'inoculation; il se servit du virus d'une varioloïde discrète et n'eut que des boutons d'insertion. Dans une seconde expérience, il reporta sur quarante-deux personnes le virus des premiers boutons et n'eut encore qu'une éruption locale. Encouragé par ce double succès, il fit de nouvelles transmissions sur plus de six cents personnes, et toujours le nombre des pustules fut égal au nombre des piqûres; ces pustules ressemblaient tellement, du reste, à la vaccine légitime que M. Guillou crut que le varioloïde pourrait désormais remplacer le cowpox et qu'il appela vaccin français le nouveau virus qu'il croyait avoir obtenu. M. Guillou eut des imitateurs; M. Boucher, de Versailles, en 1829, inocula le virus d'une variole confluente à sept enfants que les parents refusaient de faire vacciner, et ils n'eurent que les pustules d'insertion; M. Boucher présente un de ces enfants à l'Académie de Médecine; M. Bousquet recueillit sur lui du virus qu'il reporta sur deux autres enfants, et tout se passa, dit-il, à Paris comme à Versailles; M. Magendie, aussi lui, repéta ces expériences dans son service de l'Hôtel-Dieu, et il eut plus de varioles locales que de varioles générales. De toutes ces analogies, comment n'être pas tenté de conclure avec M. Bousquet, « qu'on peut dire *presque indifféremment* que la variole inoculée n'est que la vaccine avec une éruption générale, ou que la vaccine n'est que la variole moins cette éruption. »

Si la vaccine était antipathique à la variole, si elle avait le pouvoir de la chasser ou d'en neutraliser le virus, elle en serait le meilleur remède, elle la guérirait, ce qui n'est pas. La vaccine préserve de la variole et la variole préserve de la vaccine, rien de plus, rien de moins. C'est en vain qu'à l'exemple d'Eichorn on a prétendu que la vaccine arrête ou tout au moins modifie avantageusement le développement de la variole, il n'en est rien. M. Legendre, qui a renouvelé cette opinion, n'a pas présenté, pour la soutenir, des arguments suffisants, et les expériences les plus positives ne laissent aucun doute à cet égard. Ces expériences, qu'on peut ranger en trois catégories, ont été faites pour la première fois par Woodville, répétées par Salmade, reprises enfin par MM. Bousquet, Robert, etc., et toujours elles ont donné des résultats identiques :

1° Si l'on mêle du pus varioleux et du vaccin, et qu'on inocule ce mélange, tantôt il n'y aura qu'une éruption locale, tantôt il y aura deux éruptions. Dans le premier cas, cette éruption est-elle la vaccine, est-elle la variole réduite aux pustules d'insertion? c'est ce qu'il est difficile de dire. Dans le second, l'éruption générale se fait à l'heure où doit se faire l'éruption variolique, elle est précédée de fièvre, elle a tous les caractères de la petite vérole inoculée; et comme il est très-rare que la vaccine s'accompagne d'une éruption générale, il est à peine permis de douter de la nature de celle-ci. Si, au mélange des deux virus, on ajoute un peu d'eau ou un peu de lait, ainsi que l'a fait M. Robert de Marseille, le premier, cela ne paraît rien changer à la nature ni à la forme de l'éruption. — Loin de prouver que la vaccine modifie la variole, cette première série d'expériences tendrait, au contraire, à démontrer que la vaccine s'efface devant la variole.

2° Si on insère sur le bras d'un enfant du vaccin, et sur son autre bras du virus varioleux, tantôt la variole avortera, tantôt ce sera le vaccin, ce qui peut s'expliquer par la réceptivité plus grande de l'enfant pour l'un ou l'autre des deux virus, de sorte que celui qui aura pris l'avance ne laissera plus de place à l'autre. Mais le plus souvent les deux éruptions marcheront ensemble dans les rapports du meilleur voisinage. Il est vrai que parfois la variole sera bornée aux boutons d'insertion, mais il n'y a rien là de fixe, et cela fut-il, on n'en pourrait rien conclure.

3° Si l'on vaccine un enfant lorsqu'il a déjà la variole

naturelle ou bien quelques jours après la lui avoir inoculée, le vaccin meurt à peu près constamment, et l'éruption variolique suit son cours normal.

Il y aurait peut-être danger à répéter les deux premières expériences qui, d'ailleurs, ont été faites un assez grand nombre de fois pour être concluantes; mais la dernière se renouvelle à notre inçu pendant chaque épidémie de variole. La crainte engage alors un grand nombre de personnes à se faire vacciner ou revacciner. Quelques fois, celles-ci couvent déjà la petite vérole, et si l'incubation de cette maladie est assez avancée pour que leur économie ait commencé d'en subir l'influence, la vaccine échoue d'ordinaire; au contraire, elle réussit et préserve de l'épidémie chaque fois qu'elle a l'avance sur elle. Quelques personnes enfin se font vacciner en même temps qu'elles commencent la variole, et dans ce cas les deux éruptions se développent et vivent, comme je l'ai dit, dans les rapports du meilleur voisinage, car alors elles n'en font en quelque sorte qu'une seule.

Autrefois, la variole tuait une fois sur dix; neuf fois on en réchappait avec des lésions plus ou moins graves. Aujourd'hui que les épidémies sont plus rares et que les foyers de contagion sont moins multipliés, ils sont aussi moins actifs, la mortalité est loin d'être aussi considérable et l'on voit un plus grand nombre de varioles bénignes qu'autrefois. Sans doute, cet amendement est l'heureux effet de la vaccine et l'on ne saurait trop lui en faire honneur, mais c'est indirectement qu'elle a produit ce résultat, et il ne prouve point qu'elle modifie directement la variole. Les partisans de cette opinion me paraissent donc se tromper dans l'appréciation de la cause qu'ils assignent à la douceur habituelle de la petite vérole, quand elle se développe concurremment avec la vaccine.

L'analogie de deux affections, tant grande soit-elle, indique bien leur communauté d'origine, de famille, leur parenté, mais elle n'implique point leur identité, leur unité. Il s'est pourtant trouvé quelques médecins qui, séduits par cette analogie, ont admis l'identité des virus vaccin et variolique. Le docteur Sonderland a cherché a donner à cette opinion l'appui de l'expérience, mais ses conclusions ont été infirmées par d'autres expériences du docteur Neuman d'Utrecht. Depuis, cette question a été reprise assez souvent et portée devant plusieurs Sociétés savantes. Ceux qui l'ont soulevée sont arrivés à des résulats contradictoires et il n'en pouvait guère être autrement. Le vaccin venant de la vache, on pensa que la question serait jugée si l'on parvenait à reproduire artificiellement le cowpox. On se mit-on à l'œuvre : MM. Sonderland, Neuman, Mac-Phial, Heilm, en Allemagne; Thicle, à Kazan; Robert-Céély, en Angleterre; Verhayet, en Belgique; Robert, de Marseille; Brachet, de Lyon, en France, l'ont essayé de diverses manières. Presque toujours, au moyen de certaines précautions, ils sont parvenus à inoculer le virus varioleux aux trayons de la vache; cela fait ils l'ont reporté sur l'homme, et comme le plus souvent ils n'ont eu que des pustules d'insertion, ils ont cru avoir reproduit le cowpox. Mais au bout de deux ou trois transmissions, tous les caractères de la variole ont reparu, et il a été démontré que celle-ci ne recevait aucune modification en passant de l'homme à la vache. On ne se tint pourtant pas pour battu et M. Bousquet nous apprend encore que, poussé par la théorie, M. Robert, de Marseille imagina que le lait de la vache pouvait bien être l'agent modificateur qui transformait le virus varioleux en vaccin, et aussitôt il inocula un mélange de lait et de virus varioleux. Pour varier ses expériences il fit aussi un triple mélange des fluides vaccin et variolique avec le lait; toujours il reconnut que dans ces circonstances l'éruption se bornait aux pustules d'insertion, et que si par hazard il survenait d'autres boutons, ils étaient si disséminés, si petits, si pointus, qu'ils n'arrivaient pas à suppuration, ce qu'il faut, d'après lui et de toute nécessité, attribuer à *l'édulcoration* de la variole. Une dizaine d'années plus tard, la même pensée vint à M. Brachet, l'un des plus savants médecins de Lyon; il fit la même expérience et obtint le même résultat, mais M. Brachet ne crut pas avoir transformé la variole en vaccine. « Eh, non sans doute...., et votre mélange ne prouve rien, sinon que le lait et l'eau, et toutes ces expériences, n'altèrent pas le virus varioleux. » J'aurai bientôt lieu de revenir sur ces expériences qui viennent d'être renouvelées dans un autre esprit, et qui ont en ce moment un si grand retentissement que M. Bousquet a cru devoir en faire la thèse de son dernier rapport sur la vaccine.

La variole et la vaccine diffèrent autant sous certains rapports qu'elles se ressemblent sous d'autres. La première naît spontanément chez l'homme, alors elle est presque toujours très-confluente et elle tue souvent; inoculée elle est, il est vrai, moins terrible, mais l'éruption générale manque rarement, elle tue encore quelquefois, et quelque mitigée qu'elle paraisse, au point même-que l'œil le plus exercé la prend pour la vaccine, elle reprend brusquement toute sa malignité. La vaccine, au contraire, n'est point épidémique; elle ne se propage que par inoculation; elle use toute son activité dans les boutons d'insertion, sauf quelques rares exceptions qui sont même contestées, elle est parfaitement exempte de danger et jamais elle ne dégénère, jamais elle ne peut être prise pour une affection plus grave, à laquelle nous sommes tous condamnés et dont elle nous protége. Je finis ce chapitre pour la rédaction duquel j'ai tout emprunté à M. Bousquet, par une nouvelle citation de cet auteur. « Il y a entre la variole et la vaccine de grandes analogies et de non moins grandes différences. Par les analogies s'explique la faculté qu'elles possèdent de se substituer l'une à l'autre et de se suppléer. Les différences font assez comprendre qu'il y a un choix à faire et puisqu'il y a choix, il n'y a donc pas identité, il n'y a donc pas unité »

VII

Des revaccinations.

Les limites de ce travail ne me permettent pas de reproduire *in extenso*, toutes les discussions auxquelles a donné lieu la grande question des revaccinations. Tout le monde est aujourd'hui convaincu de leur utilité; un plaidoyer en leur faveur ne servirait à rien, un compte rendu des débats peut seul avoir quelque intérêt.

La vaccine préserve de la variole, le fait est incontestable et incontesté, mais il s'agit de fixer les conditions dans lesquelles s'exerce cette préservation. Les premiers observateurs nièrent *à priori* la possibilité de la variole chez un sujet bien vacciné, et pendant plusieurs années ils ne reçurent aucun démenti. Cependant quelques faits épars se produisirent, mais si rares encore qu'ils furent repoussés de bonne foi comme incomplets ou mal observés. Ainsi Jenner, Voodville, après avoir cité quelques cas de variole chez des personnes qui s'étaient accidentellement vaccinées, voulurent soumettre ces faits à l'expérimentation, et n'ayant jamais pu réussir à inoculer la variole aux personnes qu'ils avaient vaccinées, ils prirent le parti de considérer comme non avenus les faits primitivement observés. Bientôt ceux-ci se multipliant, il fallut pourtant compter avec eux. Accorder la faillibilité de la vaccine, c'était discréditer, dans l'esprit des masses, une pratique utile et qu'elles n'acceptaient déjà qu'avec peine, malgré les efforts de ses apôtres, malgré l'appui des gouvernements. Il fallait de la prudence, on inventa *la varioloïde.* Le mot eut d'autant plus de succès que la variole des vaccinés est presque toujours bénigne et qu'elle offre dans sa marche, dans sa durée et dans ses caractères, des modifications qui sont presque constantes. Aussi des esprits très-sérieux prirent le change et virent dans la varioloïde une affection toute différente de la petite vérole; chose étrange, c'est que la popularité de la vaccine y gagna. En vain quelques récalcitrants, quelques sceptiques soupçonnèrent, démontrèrent même l'identité des deux maladies, ils ne purent convaincre personne, et en 1841 MM. Emery, Husson, Baudeloque, Moreau, Bégin et d'autres encore, demandaient en pleine académie qu'on leur fît voir un cas de variole bien constaté chez un sujet bien vacciné. Aujourd'hui tout le monde est d'accord ou peu s'en faut.

C'est qu'en effet, l'étude la plus consciencieuse ne permet que bien rarement de constater une différence notable entre les symptômes d'une varioloïde et ceux d'une petite vérole légère. Les prodromes sont les mêmes dans les deux maladies; l'éruption s'y fait du troisième au quatrième jour par des taches rouges au centre, desquelles est une pustule dure et saillante. Tantôt l'éruption est discrète, tantôt elle est confluente. Les pustules contiennent un liquide séreux dès le deuxième jour de leur apparition, elles s'ombiliquent le troisième ou le quatrième, et elles ont une aréole rouge. Du sixième au septième jour la suppuration commence et elle s'accompagne d'un peu de fièvre. Enfin la dessication se fait du huitième au neuvième jour et elle est ordinairement compléte le dixième. Si la varioloïde est grave, très-confluente, ce qui d'ailleurs est assez rare, son diagnostic différentiel devient encore plus difficile à établir. Les différences anatomiques que l'on a cru trouver entre les pustules des deux affections n'ont également rien de fondé.

A cette description de la variole et de la varioloïde, faut-il ajouter pour prouver leur identité que ces deux maladies existent simultanément dans le cours de la même épidémie, que l'une d'elles donne souvent naissance à l'autre et réciproquement; que la varioloïde inoculée suit la même marche que la variole inoculée; que la première ne se voit guère que chez les sujets qui ont été vaccinés ou qui ont eu déjà la petite vérole. Faut-il ajouter que toutes les deux peuvent récidiver, ce qu'elles ne font du reste que rarement, et que la varioloïde préserve de la petite vérole tout aussi sûrement qu'une première atteinte de cette affection. Il serait aussi inutile que facile de continuer ce parallèle, mieux vaut se rendre à l'évidence et conclure que la varioloïde n'est autre que la variole des vaccinés.

L'insuffisance absolue de la vaccine étant démontrée par le fait même de la variole chez les vaccinés, il n'y a pas de discussion possible sur ce sujet; mais il importe de déterminer dans quelle proportion le préservatif fait défaut.

Ce travail long et difficile n'a pu être fait d'une manière générale, car il eût fallu pour cela le concours des gouvernements. La science réduite à ses seules ressources n'a pu fournir que des solutions partielles ; mais en assemblant celles-ci on est pourtant arrivé à une somme de probabilités reposant sur un nombre de faits assez imposants. Ainsi M. Bousquet a fait le relevé des épidémies de variole qui ont régné en France, de 1816 à 1841 inclusivement, et sur quinze mille neuf cent vingt-un cas de variole, il en a compté cinq mille neuf cent soixante-trois sur des personnes vaccinées et trente sur des personnes qui avaient la variole naturelle pour la seconde fois ; ce qui fait que les varioloïdes ou secondes varioles forment un peu plus du tiers de la totalité des cas observés. Le gouvernement du Wurtemberg a publié un document d'après lequel la fréquence de la variole chez les vaccinés serait plus grande encore. De 1831 à 1836, il y a eu dans ce royaume seize cent soixante dix-sept variolés, dont mille cinquante-cinq avaient été vaccinés, c'est-à-dire près des deux tiers. Ce chiffre, dont la proportion est énorme, s'explique du reste dans un pays ou les vaccinations sont très-surveillées et dans lequel peu de personnes peuvent s'y soustraire ; il en résulte nécessairement que quand une épidémie de variole y survient, ce qui est rare d'ailleurs, elle atteint les vaccinés dans une plus forte proportion. Grégory a publié des tableaux qui comprennent les résultats de la vaccine à son hôpital des variolés de Londres pendant les dix dernières années. On y voit que la variole des vaccinés occupe encore plus de place. En 1841 il a constaté sur trois cent quarante-deux varioles traitées par lui dans son hôpital, cent cinquante-un cas survenus chez des vaccinés, ce qui fait 44 °/₀₀. En 1842 et 1843 le rapport est le même; mais de 1844 à 1851 il s'élève jusqu'à 54 °/₀₀.

En présence de ces faits, que j'aurais pu multiplier, il est impossible de ne pas reconnaître que la variole atteint les vaccinés dans une proportion considérable, et en les examinant sévèrement on en pourrait peut-être conclure que la proportion est toujours allée en augmentant depuis Jenner jusqu'à nous. D'un autre côté, M. Serres fait remarquer que cette proportion est peut-être plus forte en apparence qu'en réalité; car pour savoir dans quel rapport exact la variole atteint les vaccinés, il faudrait d'abord être certain que tous ceux qu'on regarde comme tels l'ont été convenablement, puis il en faudrait faire le dénombrement et mettre le total en regard avec le nombre des cas de variole qu'ils ont offert, ce qui est tout-à-fait impossible. On verrait alors que des milliers de vaccinés ont traversé impunément des épidémies de variole, et le nombre des victimes paraîtrait bien petit eu égard à la grande quantité de ceux qui ont échappé. D'après des tableaux dressés par le docteur Ebers, à Breslau, mais trop peu nombreux, à la vérité, pour donner des résultats bien positifs, il n'y aurait qu'un seul cas de variole sur cinq cents vaccinés, et qu'une seule récidive sur huit cents varioles. Si ces chiffres sont l'expression de la vérité, et ils doivent en approcher, la variole après la vaccine serait assez rare, mais moins rare pourtant qu'après la variole. C'est ce que M. Castel a judicieusement observé dans un de ses rapports à l'Académie de Médecine. « Cela semble tenir, dit-il, à ce que les récidives de variole viennent sous l'empire des mêmes causes qui ont amené la première éruption, tandis que la variole des vaccinés est la première attaque d'une maladie contre laquelle l'économie a déjà été prémunie par l'influence modificatrice du vaccin. Les éruptions que la vaccine n'a pas empêchées achèvent donc l'épuration commencée par elle, ou bien elles sont une barrière de plus contre le miasme variolique. » Quoi qu'il en soit de ces restrictions, il n'en demeure pas moins certain que la petite vérole atteint assez souvent les vaccinés.

Si la varioloïde était toujours si légère qu'elle n'obligeât pas les malades à suspendre leurs occupations, si elle était constamment exempte de dangers, il n'y aurait peut-être pas lieu de s'en préoccuper. Mais il est loin d'en être ainsi. La varioloïde est d'autant plus grave que l'effet préservatif de la vaccine semble être plus affaibli, et la plupart des malades en sont assez sérieusement incommodés. D'après un rapport de M. Gauthier de Claubry, à l'Académie, pour l'année 1840, la varioloïde aurait même amené la mort dans la proportion de 1 sur 100. C'est peu sans doute si l'on compare cette mortalité à celle de la petite vérole qui, la même année, fit une victime sur huit et demi; c'est beaucoup trop pour ne pas éveiller la sollicitude du médecin.

Le fait de la variole après la vaccine n'a pas inquiété

par lui-même, mais par sa fréquence. J'ai déjà dit qu'il avait été connu dès l'origine. De plus, les récidives de la variole ayant existé de tout temps soit après une petite vérole naturelle, soit après une petite vérole inoculée, on ne devait pas à cet égard attendre plus de la vaccine que de la variole elle-même. Pourtant dans l'enthousiasme qui avait suivi la découverte de Jenner, on avait cru que, dans un temps donné, le fléau disparaitrait entièrement. On voyait les épidémies de variole presque aussi fréquentes que jamais, l'illusion tombait. C'était alors surtout qu'il convenait d'étudier l'influence de la vaccine sur cette maladie, car comme le fait remarquer M. Serres, dans son rapport à l'Académie des Sciences de 1845, « les épidémies de variole ont pour résultat d'élever la contagion de cette affection à sa plus grande intensité, jamais donc la vertu préservatrice de la vaccine n'est plus exposée que pendant leur durée. » On étudia donc les épidémies.

Il étoit très-important de savoir dans quelles conditions sont les vaccinés lorsqu'ils perdent leur immunité. Ici la théorie ne pouvait rien dire, car ce n'est là qu'une question de fait. On fit le relevé des tables publiées, chacun interrogea ses souvenirs, on recueillit le plus grand nombre possible de faits nouveaux, et il fut démontré, de l'avis de tous les médecins qui avaient quelque expérience, que la variole atteignait de préférence les anciens vaccinés. Ce premier résultat put même être formulé d'une manière plus précise, car on remarqua que la variole ne se voyait guère que chez les personnes vaccinées depuis 8 ou 10 ans, et qu'elle devenait très-rare après 30 ou 35 ans de vaccination. Dans l'état actuel de la science, il est très-difficile de dire pourquoi la variole cesse d'atteindre les vaccinés après 30 ou 35 ans, et tout ce qu'on peut hasarder pour l'expliquer est pure hypothèse. Il en est une toutefois qui est excusable, parce qu'elle repose sur l'observation clinique. C'est que la variole étant assez rare elle-même dans la seconde moitié de la vie, le préservatif bien qu'alors affaibli, conserve encore assez d'action pour s'opposer au développement de cette maladie chez ceux qui ont dépassé cette seconde moitié. Dans tous les cas ce fait et cette remarque n'ont pas échappé à M. Serres « que l'affaiblissement présumé du vaccin n'est pas la seule cause qui rend les vaccinés susceptibles de contracter la variole, puisque cet affaiblissement ne devrait jamais être plus grand qu'au moment où ceux-ci sont définitivement préservés. »

Il n'est qu'un moyen pour reconnaître, au bout d'un certain temps, une bonne vaccination; il consiste dans l'examen des cicatrices. Celles-ci doivent être profondes, gaufrées, rayonnées du centre à la circonférence. Lorsqu'elles sont mal limitées, plates, peu réticulées, presque de la couleur de la peau, la vaccination est déclarée mauvaise ou tout au moins douteuse. Il était utile de savoir quel rapport il y avait entre l'état des cicatrices et la fréquence de la variole chez les vaccinés. « Cette fois le résultat déjoua toutes les prévisions, dit encore M. Serres. les plus belles cicatrices avaient donné le plus de varioles. La théorie disait que la régularité des cicatrices devait être le cachet d'une bonne préservation; le fait lui donnait tort. » Un peu de réflexion et un peu plus d'observation firent comprendre pourquoi? C'est que d'une part les belles cicatrices supposent un vaccin dont les phénomènes locaux ont été très-intenses, et j'ai déjà prouvé que cette intensité n'avait aucun rapport avec l'effet préservatif du vaccin ; c'est d'autre part que, depuis une vingtaine d'années, le vaccin, dont les phénomènes locaux se sont affaiblis, ne donne plus des cicatrices aussi régulières que du temps de Jenner ; et par cela même les plus belles cicatrices, au moment où l'on faisait ces recherches, se sont presque toujours trouvées sur des personnes dont la vaccine remontait à 12 ou 15 ans, et qui, par conséquent, étaient dans l'âge le plus favorable pour contracter la variole.

Enfin l'étude des épidémies fit encore ressortir un fait devenu tellement saillant et tellement général qu'il n'a pu échapper à l'observation la plus commune. C'est la douceur habituelle de la variole des vaccinés comparée à la variole naturelle ou inoculée. Douceur telle, qu'il est encore des personnes qui doutent que deux maladies, si différentes dans leur gravité, puissent être la même chose ; douceur telle, qu'on a été forcé de créer le mot varioloïde pour exprimer les modifications presque constantes que la vaccine imprime à la petite vérole.

Ainsi donc, la vaccine s'affaiblit avec le temps, mais elle ne s'efface pas entièrement, et lorsqu'elle ne préserve plus, elle n'a pas pour cela perdu toute sa puissance. Cette influence abortive qu'elle n'exerce plus sur la variole, elle la conserve sur chacune de ses périodes. Lorsque l'éruption variolique se fait chez un vacciné, les pustules ne suppurent pas ou suppurent peu, c'est le cas le plus simple et le plus commun de la varioloïde. Si l'effet de la vaccine est assez affaibli pour ne pouvoir empêcher la suppuration de suivre son cours, c'est au moins la dessication qui avorte ; et comme ce qui fait la gravité d'une variole est l'intensité des symptômes qui correspondent à chacune de ses périodes, il en résulte que cette gravité disparaît dans la variole des vaccinés, puisque celles-ci n'ont alors qu'une durée éphémère. Toutes ces considérations ont été habilement présentées par M. Serres qui les a déduites d'un grand nombre de faits, et chaque jour elles reçoivent une nouvelle confirmation.

Il me reste à parler des causes de la varioloïde On a cru les trouver dans la faiblesse et dans l'impureté du vaccin, dans son altération, dans la décroissance progressive de sa puissance anti-variolique, à partir du moment de son insertion. D'autres ont cru que le vaccin s'humanisait à mesure qu'il éprouvait un plus grand nombre de transmissions. Quelques-uns n'ont vu dans la variole des vaccinés que le résultat d'une réceptivité excessive et individuelle pour le virus variolique ; quelques-uns encore, admettant avec Boerhave plusieurs espèces de varioles, ont pensé que la vaccine pouvait bien n'avoir d'effet que sur l'une de celles-ci, etc., etc.

M. Albers, de Berlin, a surtout développé cette dernière

opinion avec une certaine originalité. » Il y a dit-il deux varioles, l'une purulente, l'autre lymphathique. La vaccine préservé à tout jamais de la première qui, d'ailleurs, est la plus grave, mais elle ne préserve qu'incomplètement de la seconde, qui ne diffère en rien de la varioloïde. La vaccine a eu de grands succès au moment de sa découverte, parce qu'à cette époque la variole purulente régnait. De nos jours, la variole lymphathique est la plus commune, et de là vient que la vaccine est souvent insuffisante. Mais elle rend encore service en ce que la maladie est moins grave chez les vaccinés, de sorte que varioloïde et variole lymphathique, mitigée par la vaccine ou par les circonstances qui entourent le malade, c'est tout un. La preuve, c'est que la varioloïde peut toujours reproduire la variole lymphatique grave chez un sujet non vacciné. La cause de la varioloïde est donc toute entière dans la nature même du virus variolique. » M. Albers n'a oublié qu'un point, c'est de justifier sa division de la variole en variole purulente et variole lymphathique. Je n'ai, du reste, pas à discuter cette théorie qu'il est aisé d'apprécier, à sa juste valeur, en se rappelant ce qui vient d'être dit de l'identité de la variole et de la varioloïde.

En somme, on doit voir que toutes les conceptions auxquelles l'esprit humain s'est livré sur ce sujet, tournent autour de deux principes, celui de la puissance temporaire de la vaccine et celui de la dégénérescence du vaccin. De là, deux systèmes qui sont encore en présence aujourd'hui et auxquels se peuvent ramener tous les autres. Ces deux systèmes invoquent les mêmes faits et se prêtent un mutuel secours, de sorte qu'il est difficile de se prononcer pour l'un à l'exclusion de l'autre. Heureusement que ce choix n'est pas une affaire de conscience ni même d'utilité pour le médecin, car tous deux se proposent de trouver le préservatif de la varioloïde et tous deux finissent par se rallier au même moyen, la revaccination.

Que le vaccin dégénère ou qu'il ne préserve que pendant un temps limité, il était dans l'un et l'autre cas tout naturel d'opposer la vaccine à l'insuffisance de la vaccine. Le succès dépassa les espérances, et presque toujours on coupa court aux épidémies de variole.

Dans les premiers temps, les revaccinations étaient un moyen d'épreuve. Si la seconde opération échouait, on en concluait que la première avait conféré au sujet, avec l'infection vaccinale, toute l'immunité dont elle jouit. Si la revaccination était suivie de succès, on pensait, au contraire, que la préservation variolique avait été incomplète ou nulle la première fois, et dans ce cas on jugeait avec raison cette revaccination utile. Celle-ci du reste ne réussissait alors presque jamais, on sait aujourd'hui pourquoi? c'est qu'elle était faite à trop peu de distance de la première. Mais quarante ans plus tard, quand il vint à l'idée de contrôler les résultats de la vaccine par une seconde vaccine, on fut surpris de la voir récidiver aussi souvent.

L'alerte vint du nord. En Allemagne, dans le royaume

de Wurtemberg surtout; en Russie, en Danemarck, etc., les épidémies de variole étaient devenues, malgré la vaccine, assez fréquentes pour éveiller l'attention des gouvernements. Des édits ordonnèrent les revaccinations tant dans l'armée que dans le civil; celles-ci furent faites en masse et réussirent dans une grande proportion. Ainsi la gazette médicale de Berlin (mai 1835) donne le relevé des revaccinations opérées en 1834 dans l'armée Prussienne : sur quarante-quatre mille quatre cent cinquante-quatre militaires vaccinés, trente-trois mille six cent trente-quatre portaient les traces évidentes d'une vaccine antérieure; sept mille cent trente-quatre portaient des traces douteuses; trois mille six cent quatre-vingt-six ne paraissaient pas avoir été vaccinés. L'opération a donné lieu à une vaccine régulière chez seize mille six cent soixante-dix-neuf; elle a donné lieu à une éruption irrégulière chez douze mille deux cent quatre-vingt-sept; elle a été sans résultat chez quinze mille quatre cent quatre-vingt-huit. Répétée sur une partie de ces derniers, la revaccination a réussi sur huit cent quatre-vingt-six, et elle n'a pas été plus heureuse que la première fois sur trois mille six cent soixante-quatre. Parmi les individus revaccinés avec succès, quarante-six ont eu subséquemment la variole, trente-un la varioloïde et deux la petite vérole. Depuis, ces revaccinations ont été pratiquées chaque année sur tous les conscrits appelés sous les drapeaux, et toujours le succès a été en augmentant. Ce résultat est rendu très-évident par un tableau qu'a dressé M. Hope et dont il me suffira de reproduire les deux chiffres extrêmes. En 1833 les revaccinations réussissaient dans le rapport de 33 $^{0}/_{00}$. En 1843, vingt ans après, elles ont réussi dans le rapport de 69 $^{00}/_{00}$. Les conditions d'expérimentation étant restées sensiblement les mêmes, il est difficile d'expliquer ces faits sans admettre l'épuisement ou du moins la *temporaireté* du vaccin. C'est du reste ce qui est presque généralement accepté aujourd'hui et c'est le meilleur argument qu'on puisse invoquer en faveur des revaccinations.

Le résultat des revaccinations faites en France et dans les autres pays fut tout aussi significatif, quoique reposant sur des chiffres infiniment moins importants. Ne voulant pas fatiguer par un grand nombre de citations, qu'il me suffise de rappeler les faits les plus décisifs et les plus connus. En 1831, une épidémie de variole éclate à Mantoue, dans l'hospice des enfants trouvés, le docteur Soléra revaccine les deux cents enfants de l'établissement et l'épidémie s'arrête. En 1841, c'est dans le collége de Sorèze que la petite vérole fait ses ravages, le docteur Millon revaccine tous les enfants sur l'invitation du directeur, et dès lors plus de variole. En 1845, le même fait se reproduit à l'Hôtel-Dieu de Paris, dans le service de M. Magendie; le célèbre professeur revaccine tous ses malades, et à partir de ce moment pas un d'entre eux n'est atteint par l'épidémie. Mais rien n'approche des documents publiés par le docteur Heim, chargé de surveiller les revaccinations dans le royaume de Wurtemberg. De 1831 à 1836, ce qui fait cinq ans, sur quarante-quatre mille deux cent quarante-huit revaccinés, tant militaires que civils, il n'y a eu que quatre varioles, tandis que pendant les cinq années précédentes, il y en avait eu mille cinquante-six cas chez les vaccinés seulement. De tels chiffres sont sans réplique.

Les travaux et l'expérience personnelle de ceux qui se sont le plus occupé de la vaccine, confirment ces résultats. Je dois plus particulièrement nommer ici MM. Dezeimeris et Hardy qui ont dépouillé, compulsé, le premier les documents fournis par l'Amérique et les pays du nord de l'Europe, le second ceux fournis par la Grande-Bretagne et dont les savantes recherches, publiées dans le journal l'Expérience (fin de 1838), ont servi de point de départ et de modèle aux travaux ultérieurs, en même temps qu'elles ont permis de donner de suite à la question des revaccinations sa véritable solution. Il faut ensuite nommer MM. Brisset, Tneffart, Fiart, Perdreau, Steibrenner, Bousquet, etc., qui, ajoutant à ce qui était déjà connu sur la matière le fruit de leur expérience personnelle, ont puissamment aidé à élucider la question tant dans son ensemble que dans chacun de ses points particuliers. Leurs importants travaux ont été savamment analysés par M. Serres dans son rapport à l'Académie des Sciences. Enfin je ne dois pas omettre de rappeler que plusieurs fois les compagnies savantes ont été saisies de cette question, et que l'Académie de Médecine, en particulier, en a fait l'objet de graves discussions (bulletin de l'Acad., t. 3, 8, 9. — Mémoires de l'Acad., t. 8.) — Ces discussions s'y renouvellent même presque chaque année lors de la lecture du rapport que la commission de vaccine présente au ministre de l'intérieur, rapports presque tous dus à la plume si compétente de M. Bousquet.

L'étude de tous ces documents, les millions de faits qu'ils contiennent, ont depuis quelque temps déjà mis hors de doute la nécessité des revaccinations.

Ceux qui ont le plus résisté à cette pratique n'ont pas nié que les épidémies de variole s'arrêtaient devant elle, le fait était patent, mais ils ont refusé d'admettre la récidive de la vaccine chez un sujet bien vacciné. Tous leurs raisonnements peuvent se réduire à ceci : les vaccinations sont souvent mal faites et surtout mal constatées, il suit de là qu'un grand nombre d'entre-elles doivent être regardées comme nulles. Or, c'est dans ce cas seulement que la revaccination réussit, elle n'est donc de fait qu'une première vaccination. Dès lors rien d'étonnant qu'elle préserve de la variole, il le serait au contraire qu'il en fut autrement. Quand à ceux qui sont bien et dûment vaccinés la première fois, ils restent invariablement, ou à quelque très-rares exceptions près, à jamais préservés de la petite vérole, et à jamais réfractaires à la vaccine.

Disons le de suite, il y a du vrai dans ce raisonnement. Mais lorsqu'on voit les revaccinations réussir dans une proportion de plus de moitié, il est impossible d'admettre que toute cette moitié ait été mal vaccinée. Tout en tenant compte des négligences, ce serait frapper d'incapacité les médecins qui ont constaté la validité de la vaccine, ce qui serait d'autant plus déraisonnable que tous ceux qui s'occupent spécialement de ce point, y acquièrent promptement une grande expérience et une grande habileté. Enfin si les mauvaises vaccines sont si fréquentes, si elles ne jouissent d'aucune vertu, comment se fait-il que les vaccinés ont la varioloïde et non pas la variole? Je ne sache pas qu'on ait jamais posé cette quesion dont il faut peut-être chercher la réponse, en partie, dans une réflexion déjà faite et que je dois rappeler quoi qu'elle soit en faveur de l'opinion contraire à la mienne. L'action préservatrice de la vaccine ne s'exerce directement que sur l'individu, mais cette pratique étend indirectement ses bienfaits plus loin. Depuis qu'elle s'est généralisée, les foyers d'infection variolique sont bien moins nombreux et bien moins ardents; partant les épidémies de variole sont non-seulement plus rares, mais elles sont encore moins meurtrières et moins contagieuses. Il en résulte que les personnes mal vaccinées, c'est-à-dire non vaccinées, n'ont qu'une varioloïde au lieu d'une variole, et l'on attribue à tort cette benignité de la maladie à leur vaccine abortive, au lieu d'y voir seulement le résultat de l'heureuse influence que les bonnes vaccines exercent en masse sur le développement des épidémies de variole.

Ainsi donc, pour ceux qui repoussent les revaccinations, la vaccine confère une immunité permanente et absolue ; chaque fois qu'elle semble y faillir, cela tient à l'une des causes qui viennent d'être signalées. Elle ne dégénère point en vieillissant et le vaccin n'a rien perdu depuis Jenner. Loin d'être utile, la pratique des revaccinations conduit à l'erreur et risque d'ébranler la confiance des populations pour un moyen auquel celles-ci ne se soumettront plus lorsque les corps savants l'auront déclaré insuffisant et incertain. Les revaccinations sont tout au plus permises en temps d'épidémie, afin de mettre à l'abri du fléau les personnes qui, à leur insu, n'auraient pas été convenablement vaccinées la première fois. Mais il est indispensable de surveiller avec soin les résultats de la vaccine, toute négligence à cet égard est coupable, car c'est ainsi seulement qu'on verra de jour en jour les dangers et la fréquence de la petite vérole diminuer ; c'est ainsi seulement que les personnes vaccinées seront certaines d'avoir acquis une immunité durable et réelle.

Rien de plus vrai que cette dernière conclusion, mais celle qui la précède est facile à réfuter. En aucun cas la vaccine ne peut perdre la confiance des peuples qu'elle préserve de la variole pour toujours ou qu'elle n'en préserve que pour un temps. Toute la question se réduit à les éclairer sur ce point et à déterminer aussi exactement que possible le temps de la préservation. De cette manière il sera toujours facile de la perpétuer en recourant de nouveau à la vaccine. Enfin la pratique des revaccinations dût-elle avoir le résultat qu'on paraît craindre, il ne faut pas y réfléchir longtemps pour se convaincre qu'il y aurait encore plus d'avantages à divulguer la vérité qu'à la taire.

Le principe de la préservation temporaire ne présente qu'une indication, revacciner ; celui de la dégénérescence du vaccin en offre une seconde, rendre au vaccin son activité première.

Il est incontestable que du temps de Jenner, la vaccination donnait lieu à des boutons plus gros, à une indisposition générale plus vive qu'elle ne le fait aujourd'hui. Cette acuité de l'éruption, cette intensité presque effrayante de la réaction étaient regardées par les premiers vaccinateurs comme avantageuses au succès de l'opération. Jenner lui-même avait en quelque sorte prévu que ces phénomènes s'amoindriraient à mesure que le vaccin subirait un plus grand nombre de transmissions, et qu'alors il pourrait bien perdre de sa vertu, car tout s'use par le temps. Aussi conseillait-il de recourir au cowpox le plus souvent possible.

Les prévisions de Jenner se réalisèrent bientôt, et M. Tueffart le premier, en France, appela l'attention des observateurs sur ce point. Ce médecin compta en 9 ans quatre épidémies de variole, il en conclut que l'effet préservatif du vaccin s'affaiblissait et il proposa la revaccination. M. Brisset compara les anciennes cicatrices aux nouvelles, et voyant que les premières étaient plus parfaites, il pensa que cela devait tenir à la dégénérescence du vaccin et qu'il était bon de le renouveler à sa source. Les médecins des autres contrées de l'Europe, principalement ceux d'Allemagne avaient déjà fait les mêmes remarques et étaient arrivés à la même conclusion, malgré l'opinion contraire de Decarro, de Thompson, de Fodéré, d'Aikin, etc., qui prétendaient que les phénomènes du vaccin n'avaient pas sensiblement changé depuis Jenner. M. Bousquet, opposé à toute idée de dégénérescence du vaccin, fit alors observer que si les boutons étaient moins gros, si l'indisposition générale était moins vive que du temps de Jenner, c'est que dans le commencement les vaccinations se faisaient avec plus de soin, en même temps que les sujets qu'on y soumettait étaient dans des conditions plus choisies. Il ajouta que le fait était peut-être aussi plus apparent que réel, à cause de l'importance que les premiers vaccinateurs attachaient à ces détails. L'opinion de M. Bousquet eût pu invoquer également la remarque de Dupuytren qui avait trouvé la vaccine plus aiguë chez les nègres et chez les mulâtres que chez les blancs dont la constitution est ordinairement plus molle et plus lympathique. A ces causes, on eût encore pu ajouter l'habitude où l'on était de faire des insertions plus profondes qu'on ne les fit depuis.

Mais tout cela ne suffisait pas pour rendre compte de la douceur ordinaire qu'avait acquis la vaccine, comparativement à ce qu'elle était du temps de Jenner, douceur qu'elle a conservée si elle n'est encore plus grande aujourd'hui. Il fallait éclairer la question par des expériences directes, elles devinrent bientôt faciles. Perdu pendant une vingtaine d'années, le cowpox se retrouva presque en même temps dans plusieurs endroits. A Berlin en 1835, à Rome en 1832 et 1834, à Passy, à Amiens, à Rambouillet en 1836, etc. Depuis lors, il n'est pour ainsi dire pas de pays où on ne l'ait trouvé. Moi-même je viens de le rencontrer, je pense, à Coulans, petite commune du département de la Sarthe, mais, prévenu trop tard, les expériences que j'ai faites avec ce vaccin, pris à une époque où la dessication était presque complète, sont restées insuffisantes.

M. Fiard a beaucoup avancé l'état de cette question. N'ayant pu reproduire la picote des vaches avec l'ancien vaccin, il y réussit parfaitement avec du cowpox nouveau venu d'Angleterre, et dès lors il n'hésita pas à déclarer que le vaccin avait dégénéré, puisqu'il n'était plus transmissible à la vache. Il avait d'ailleurs remarqué que le cowpox donnait des pustules plus larges, plus régulières et de plus de durée que l'ancien vaccin. M. Fiart eut l'ingénieuse idée de calculer l'activité du vaccin d'après la durée de son évolution. Ses premières expériences remontent à 1836. Il reconnut alors que le vaccin Jennérien se desséchait le douzième jour, tandis que le cowpox de Passy durait jusqu'au dix-septième jour, c'était cinq jours de plus. Puis prenant ce dernier vaccin en 1844, c'est-à-dire après huit ans de séjour sur l'homme, il vit qu'il ne durait plus que treize à quatorze jours, tandis que du nouveau cowpox qui lui fut alors fourni par M. Magendie, ne se dessécha que le dix-septième jour après son insertion. Celui-ci était donc l'égal du premier au moment où il fut porté sur l'homme, et les trois ou quatre jours que le cowpox de 1836 avait perdu, ne pouvaient être que le résultat de ses huit années de transmission.

Aujourd'hui le vaccin de Jenner, celui de Passy, celui de M. Magendie, et d'autres encore, circulent sans qu'il soit possible de les reconnaître, d'où il faut bien conclure qu'ils sont devenus égaux en activité.

Aux expériences de M. Fiard, il faut ajouter celles que

M. Perdreau et M. Bousquet lui-même firent à cette époque. Eux aussi reconnurent que le cowpox réussissait là où le vieux vaccin avait échoué, qu'il donnait de plus belles pustules, et qu'il excitait plus d'inflammation locale et plus de fièvre. « L'intensité plus grande des phénomènes du vaccin nouveau sur l'ancien fut donc comme le dit M. Serres un fait définitivement acquis à la science par des expériences qui ont donné les mêmes résultats en Angleterre, en Italie, en Allemagne et en France. La vaccination est plus certaine, plus assurée avec le vaccin renouvelé qu'avec l'ancien vaccin. Mais cette intensité incontestable s'étendra-t-elle à sa vertu préservatrice? »

J'ai déjà répondu à cette question et je crois avoir prouvé que l'intensité des phénomènes locaux de la vaccine n'était nullement en rapport avec sa puissance anti-variolique. Qu'il me suffise d'appuyer mon opinion sur un fait bien connu de médecine comparée, mais qu'on n'a peut-être pas encore interprété dans ce sens. Le claveau est la petite vérole des moutons; lorsqu'il règne épidémiquement dans un troupeau on se presse d'inoculer la maladie aux animaux qui sont encore sains, en ayant soin de choisir le virus sur les moins malades. Cette inoculation donne d'ordinaire un claveau moins grave. On choisit encore les bêtes les moins malades et l'on se sert d'elles pour inoculer celles qui ne l'ont pas encore été. Le claveau qui succède à cette seconde inoculation est aussi moins grave que le précédent, et en ayant soin de prendre toujours le virus sur les animaux les plus légèrement atteints, on parvient après dix ou douze transmissions à produire un claveau très-benin, presque toujours limité aux pustules d'insertion, et qui cependant met parfaitement le troupeau à l'abri des épidémies de cette maladie. C'est le même fait qui se reproduit dans l'inoculation de la variole; on la communique en général d'autant moins grave qu'on la prend sur des boutons appartenant à une variole plus bénigne, et pourtant le sujet qui n'a ainsi que quelques boutons est tout aussi sûrement à l'abri que s'il eût eu une petite vérole confluente. C'est encore le même fait qui se produit dans la transmission du vaccin; le cowpox donne des boutons plus larges, à marche plus lente, cela est vrai; il y a plus de réaction, cela est toujours vrai; mais cela ne prouve rien contre la vertu préservatrice du vaccin, qui semble indépendante de toutes ces circonstances. Les expériences directes et les recherches faites pour éclairer ce point de théorie ne sont pas assez concluantes pour que je pense utile de les consigner ici et je renvoie à ce que j'ai déjà dit à ce sujet.

Cependant on s'est fort préoccupé de rendre au vieux vaccin son activité première. Cette question perd sans doute beaucoup de son importance, puisqu'il est à peu près certain que le vieux vaccin est aussi préservatif que le nouveau, mais il est moins sûr et donne des vaccinations moins régulières. Il y a donc avantage à le renouveler aussi souvent que possible. De tous les moyens proposés, prendre le cowpox est certainement le préférable, et le cowpox n'est pas tellement rare qu'on ne puisse se le procurer de temps à autre; si les médecins ont la précaution de le mettre en circulation chaque fois qu'ils sont assez heureux pour le rencontrer. A défaut du cowpox on a cherché à le suppléer : premièrement, en inoculant à la vache la matière du *javart* ou *eaux aux jambes* des chevaux, (on sait que Jenner pensait que le vaccin provenait de cette matière), mais les tentatives faites pour inoculer le *javart* à la vache ont presque constamment échoué, et la science a aujourd'hui tout-à-fait abandonné l'opinion de Jenner. Secondement, on a essayé de transformer le virus varioleux en vaccin, et l'on se fondait ici sur l'analogie qu'il y a entre les deux affections. Ce point de doctrine a déjà été examiné dans ce travail où j'ai rendu compte d'une partie des expériences instituées pour le résoudre. J'ai fait voir aussi qu'en inoculant la variole à la vache, on ne pouvait obtenir que la variole, et qu'on ne faisait également subir aucune modification à la nature du virus varioleux, lorsqu'on l'édulcorait avec du lait.

Un troisième moyen, bien plus rationel que les précédents, consiste à rendre au vaccin, qu'on suppose usé par un nombre déterminé de transmissions, son activité native en le reportant de l'homme sur la vache. C'est ce que M. James appelle régénération, rajeunissement du vaccin. Ce médecin affirme même que le vaccin rajeuni est préférable au cowpox, parce que ce dernier échoue souvent ou donne lieu à beaucoup d'inflammation, tandis que l'autre est sans danger. Par malheur, M. James n'a pas toute l'autorité de MM. Fiart et Bousquet, et les expériences de ceux-ci n'ont pas donné des résultats aussi positifs que la théorie pouvait le faire espérer. « Il est toujours facile, dit le dernier, de vacciner des vaches, pourvu que l'on prenne certaines précautions, mais la vache rend le vaccin tel qu'elle le reçoit, l'expérience est donc sans résultat pour la pratique. Elle n'en intéresse pas moins la science, puisqu'elle fait voir la différence qu'il y a entre le cowpox naturel et le cowpox inoculé. Le second est égal au vaccin en circulation, le premier est plus actif, mais il s'affaiblit graduellement, et d'autant plus vite qu'on le fait circuler sur des sujets plus débiles. » Ces conclusions peuvent cependant porter sur des expériences trop peu multipliées, car si le vaccin dégénère lentement, en se transmettant d'homme à homme, on ne doit pas espérer qu'une seule et même que quelques transmissions sur la vache le ramèneront à son point de départ. Ce rajeunissement, en l'admettant possible, ne peut, selon toute apparence, s'opérer que lentement, et pour prononcer avec certitude, il aurait fallu ne reporter sur l'homme qu'un vaccin qui eût circulé de vache à vache, un temps à peu près égal à celui qu'il avait mis à s'affaiblir. Une expérience ainsi conçue est à peu près impraticable, et je la crois pour le moins inutile. Elle serait même dangereuse d'après M. Calosi, médecin de Toscane, car selon lui il ne faut pas transmettre le vaccin aux animaux de peur qu'ils ne le rendent dénaturé à l'homme. Ai-je besoin d'ajouter que cette crainte est peu fondée et tout-à-fait incompatible avec ce que j'ai dit du développement et de la transmission des virus.

Encore un mot pour finir avec les revaccinations.

Celles-ci sont sans aucun doute le meilleur moyen de couper court aux épidémies de petite vérole. Qu'elles réussissent ou non, il est rare qu'une personne revaccinée soit atteinte par la maladie ; mais cela ne veut nullement dire que tous ceux chez lesquels l'éruption se fait plus ou moins, eussent sans elle dû payer un second tribut à l'épidémie. Nous savons qu'il y a des vaccines locales, j'en ai cité quelques exemples et j'en pourrais augmenter le nombre. L'aptitude d'une personne à contracter la vaccine deux ou trois fois ne prouve pas toujours qu'elle avait perdu l'immunité acquise par la première vaccination; cela ne peut jamais être qu'une probabilité. Mais de ce que les revaccinés sont toujours à l'abri de la variole, on est du moins autorisé à conclure que les vaccinés chez lesquels la seconde opération est suivie de succès, sont les seuls qui aient cessé d'être préservés. On est logiquement entrainé plus loin, et tout porte à croire que le succès de la revaccination est plus ou moins satisfaisant, suivant que le sujet a plus ou moins perdu de sa préservation, de même que la varioloïde, lorsqu'elle se déclare, est plus ou moins grave, selon que le vaccin de sa victime s'est plus ou moins affaibli.

Encore quelques mots pour finir sur ce sujet. La vaccine et la revaccination sont des moyens excellents et suffisants pour couper court à la petite-vérole. Cependant on ne saurait, d'une manière absolue, contester à ceux qui ne s'en contentent pas, le droit de chercher mieux. Mais comme les essais tentés dans cette voie ont pour résultat inévitable de discréditer la vaccine aux yeux des masses, ces essais ne peuvent être excusés que lorsqu'ils se présentent entourés de garanties d'immunité et d'innocuité au moins égales à celles de la vaccine. Ils doivent être proscrits et sévèrement blamés dans le cas contraire. Or, toutes les tentatives faites jusqu'ici pour remplacer la vaccine ont été déplorables, et il est pénible de voir çà et là des hommes sérieux perdre leur temps et leur talent à de pareilles choses, lorsqu'ils devraient employer l'un et l'autre à propager la découverte de Jenner, si inoffensive dans son application et si merveilleuse dans ses effets.

C'est à l'inoculation de la variole elle-même, qu'ont toujours eu recours ceux que la vaccine n'a pas satisfait. Ce que j'en ai déjà dit me dispensera de faire ici une longue appréciation. La petite-vérole étant une maladie qu'on n'a d'ordinaire qu'une fois, il est bien clair que le meilleur moyen de ne pas l'avoir, c'est de l'avoir eue. Ceci posé, si l'on parvient à rendre son inoculation aussi inoffensive que celle de la vaccine, il n'y aura plus de raison pour lui préférer cette dernière, car la théorie dit et l'expérience prouve qu'elle fait sinon mieux, au moins tout aussi bien. Mais là est le point délicat du problême, si l'inoculation eût été sans danger, elle serait devenue une pratique générale et jamais on n'eût songé à lui substituer la vaccine. Celle-ci tout empirique qu'elle soit, n'a point pris furtivement rang dans la science. Combattue à son origine, elle a lutté toujours, elle lutte encore contre d'injustes préventions. Si elle a renversé l'inoculation, si elle est aujourd'hui généralement acceptée, elle le doit à plus de cinquante années de succès bien avérés ; et il faut vraiment qu'elle soit bien invulnérable pour se relever toujours plus forte après une nouvelle attaque. Cependant ce système d'agression continue est d'un fâcheux effet sur les populations toujours enclines à juger promptement et superficiellement. Les parents font, il est vrai, vacciner leurs enfants par peur de la petite-vérole, mais ils le font de mauvaise grâce, parce que des discussions, dont le retentissement est regrettable, viennent ébranler leur confiance et caresser leur indolence. Il suit de là qu'ils n'attachent pas la même importance à faire vérifier le succès de la vaccination ; que les petites-véroles paraissent plus fréquentes chez les vaccinés qu'elles ne le sont en réalité, et que les détracteurs de la vaccine font bénéficier leur thèse de tout cela. Qu'on ne se trompe pourtant pas sur l'esprit des masses. Lorsqu'il survient une épidémie de variole, la négligence cesse, c'est à qui se fera vacciner ou revacciner. Si alors on proposait l'inoculation comme plus certaine que la vaccine, elle soulèverait de grandes et justes répugnances, et ne serait acceptée que par un bien petit nombre.

Néanmoins l'inoculation lacto-variolique que j'ai déjà eu l'occasion de faire connaître vient d'être proposée de nouveau comme un préservatif préférable à la vaccine. Il faut bien le dire, les médecins honorables qui se sont engagés dans cette fausse voie, sont de ceux qui ont le tort de partager et de propager les craintes si mal fondées que depuis cinq ou six ans on s'efforce de répandre au sujet de la vaccine. J'aurais désiré ne rien dire de ces nouvelles expériences, mais la presse médicale s'en est émue et les a rapportées. M. Bousquet a cru devoir les prendre pour texte de son dernier rapport sur la vaccine, rapport que j'ai le regret de ne connaître que très-imparfaitement, puisqu'il n'a pas encore été livré à la publicité. Pour ces raisons, ne pas les examiner serait une trop grande lacune dans mon travail.

Exposons d'abord les faits : — Les expériences de M. Brachet, de Lyon, ont été, sur sa demande, reprises à l'hôpital de cette ville, sous la direction de M. Bouchacourt, son chirurgien en chef actuel, et avec l'agrément des membres du comité de vaccine du département du Rhône. Enfin, c'est M. le docteur Bossu, interne de cet hôpital qui a, dans sa thèse, exposé les expériences et développé les opinions de ses maîtres.

Une goutte de virus variolique prise dans une pustule large, isolée, pas trop avancée, et appartenant à une variole discrète, est mélangée avec une goutte de lait; puis l'inoculation se fait par le procédé ordinaire. Vingt-un enfants choisis, d'une bonne constitution, et bien portants, ont été inoculés, ainsi qu'il suit : « 1° Cinq directement avec le mélange de virus variolique et de lait. — 2° Trois de bras à bras avec le virus provenant de ces premières expériences : première transmission. — 3° Trois de bras à bras avec le liquide obtenu de ces nouveaux essais : deuxième transmission. — 4° Quatre de bras à bras avec le virus provenant de la deuxième inoculation indirecte : troisième transmission. — 5° Trois ont été vaccinés avec le virus de la première transmission conservé pendant huit jours. — 6° Deux au moyen du mélange conservé pendant onze jours. — 7° Un a été vacciné de bras à bras avec le virus provenant de la dernière expérience. » Dix-huit fois l'éruption semble s'être bornée aux pustules d'insertion, et les symptômes locaux ou généraux ont été ceux de la variole bénigne, en sorte « que ces phénomènes, loin de paraître inquiétants, ont semblé être l'indice d'une bonne et heureuse vaccination. » Trois fois pourtant il est survenu quelques phénomènes exceptionnels, qui paraissent avoir consisté dans une éruption secondaire, discrète. Chez ces trois enfants, la fièvre fut aussi un peu plus forte que chez les autres. Il faut enfin observer que chez l'un d'eux qui fut le plus malade, l'inoculation avait été faite avec du virus provenant d'une variole confluente.

M. Bossu se demande ensuite si l'inoculation lacto-variolique préserve de la variole et institue quelques expériences pour résoudre cette question qui n'est véritablement pas discutable, car elle équivaut à celle-ci ; la variole préserve-t-elle de la variole? Tout le monde répondra oui. Mais ce qu'il importe de savoir, c'est de quelle manière agit le lait. Dire qu'il transforme le virus variolique, qu'il le change en vaccin, ce serait renouveler une hypothèse vieille et ruinée, ce serait presque de la naïveté. Dire que le lait est un agent chimique qui, mieux que tout autre, enlève au virus variolique une partie de son acreté, tout en lui conservant sa nature, ce serait tout bonnement un non sens, puisque si le lait a une action chimique sur le virus vaccin, il en change nécessairement la nature.

En tout cas ce serait pour le moins une chose que rien ne prouve. Enfin regarder le lait comme un simple excipient dans lequel le virus varioleux se dissout mieux que dans l'eau par exemple, parce que l'un et l'autre sont de provenance animale, est je crois le plus acceptable. Mais alors pourquoi employer le lait de préférence à la salive qu'on a toujours à sa disposition, qui est le meilleur de tous les menstrues, et qui est tout aussi assimilable que le lait? On n'ose à peine convenir que c'est parce que le lait vient de la vache comme le vaccin, tant la raison paraît puérile. Puis, quel avantage peut-il y avoir à étendre le virus varioleux? Dès lors qu'il ne subit aucune modification intime, il importe peu de l'employer pur ou dilué. Lorsqu'on n'a pas assez de vaccin on a coutume d'ajouter un peu d'eau ou de salive, la matière à inoculer devenue ainsi plus abondante, la vaccination est plus facile et ne réussit pas moins bien que si l'on se fut servi de vaccin pur. Tout porte à croire que le virus varioleux se comporte exactement de même, et c'est d'ailleurs une conséquence de la loi du développement des virus, loi sur laquelle j'ai déjà appelé l'attention.

Il est un autre point bien plus important sous lequel il faut envisager les nouvelles expériences faites à la Charité de Lyon. On s'est servi, pour inoculer, de virus provenant de varioles discrètes, et l'éruption a été presque constamment bornée aux pustules d'insertion. Trois transmissions successives ont eu lieu, et trois fois le même résultat a été obtenu. Jusque là je ne vois rien de surprenant, car nous savons que M. Filhol, de Ste-Tulle, qui inocula nesciemment du virus varioleux, pour du vaccin, à seize enfants, ne reconnut son erreur qu'après un certain nombre d'inoculations successives, lesquelles finirent par reproduire tous les symptômes de la petite-vérole. Nous savons aussi qu'à St-Pol-de-Léon M. Guillou inocula ce virus de la varioloïde *pur* à plus de six cents personnes, qu'il fit un grand nombre de transmissions successives et que le plus souvent, il n'eut que les boutons d'insertion. Nous savons encore que MM. Boucher de Versailles, Magendie et Bousquet ont obtenu des résultats à peu près semblables. Cependant à cette époque on ne pensait pas que ces inoculations heureuses pussent devenir une méthode générale, parce qu'on se souvenait trop encore des retours terribles de la petite-vérole. Si maintenant on observe que le seul enfant qui fut inoculé avec le virus, d'une variole confluente, eut une éruption secondaire et fut plus malade que les autres, malgré la mitigation lactée, on ne sera pas éloigné de croire que l'action modificatrice du lait a été parfaitement nulle dans les expériences précitées, et que la meilleure manière d'interpréter les faits est de ne voir avec M. Diday, dans cette localisation des pustules, « que le concours fortuit de circonstances que l'inoculation du virus variolique pur a réalisé dans certains cas. »

Sur vingt-un enfants qui ont été inoculés par le mélange lacto-variolique, M. Bossu convient que trois ont présenté des symptômes plus ou moins sérieux. Trois cas d'éruption secondaire accompagnée d'une fièvre assez grave survenus après l'inoculation lacto-variolique de vingt-un enfants de choix et placés en dehors de toute influence épidémique, c'est plus qu'il ne faut, je pense, pour proscrire la méthode ou tout au moins pour y regarder à deux fois avant que de l'adopter, puisque la vaccine n'eût assurément pas produit cela. Encore n'ai-je rien dit de trois nouveaux cas malheureux, signalés par M. Diday dans l'examen critique qu'il a fait des inoculations lacto-varioliques. M. Roy donnant, au nom du comité de vaccine, quelques détails sur ces trois cas, dit bien que les deux morts paraissent devoir être attribuées à des complications indépendantes de l'inoculation, que les enfants étaient chétifs et déjà souffrants de la diarrhée et du muguet lorsqu'on les inocula, que leur éruption variolique fut discrète et ne présenta qu'une trentaine de pustules; mais toujours est-il que dans ces conditions la vaccine eût donné moins de fièvre et n'eût point occasionné d'éruption secondaire; toujours est-il que depuis lors on a suspendu à Lyon les inoculations lacto-varioliques, et c'est ce qu'on pouvait faire de mieux.

D'un autre côté la proportion des accidents observés à Lyon ne me semble pas sensiblement inférieure à celle qui existait lorsque l'inoculation était en vigueur comme méthode générale. Jurin nous apprend que de son temps, en Angleterre, on pouvait estimer que des personnes qui avaient la petite-vérole naturelle il en mourrait une sur six: tandis que de celles qui avaient été inoculées, il n'en mourrait qu'une sur cinquante.

Ce n'est pas tout encore, les expériences telles qu'elles ont été faites manquent du cachet d'exactitude qui peut les rendre décisives. Ainsi, pour s'assurer que le lait modifie en réalité le virus variolique, il eût été convenable d'inoculer chaque fois un même nombre d'enfants choisis et maintenus tout le temps de l'expérimentation dans les mêmes conditions; les uns avec du virus pur, les autres avec du virus provenant des mêmes pustules et mélangé au lait. Le résultat de cette expérience, répétée un nombre de fois suffisant, serait certes plus probant que tout ce qui a été fait. Pour moi, qui crains très-fort l'inoculation, je ne voudrais pas l'entreprendre, mais elle ne doit répugner en rien aux prôneurs de cette pratique.

En résumé, je doute que l'inoculation lacto-variolique soit toujours appelée à remplacer la vaccine, et lorsqu'on a sa disposition cet excellent moyen de préserver de la variole, je ne comprends pas ce qui peut engager à tenter des expériences qui ne sont jamais sans danger, et dont le moindre inconvénient est d'être parfaitement inutiles. Ces réserves faites, je ne puis mieux finir ce chapitre que par les sages paroles de M. le docteur Roy, parlant au nom de la commission de vaccine du département du Rhône. « Si l'expérience vient à prouver qu'on peut aussi sûrement et aussi innocemment que par la vaccine, prévenir la variole, nous proposerons ces deux moyens avec un égal désir de les voir adopter. Si on en découvre un qui à la même innocuité, joindrait plus de sécurité, nous abandonnerions le vaccin pour prôner le nouveau spécifique. Mais nous n'agirons dans ce cas qu'avec toute réserve, toute prudence et seulement après qu'une longue expérience aura prononcé. »

VIII

La Vaccine considérée dans ses rapports avec les maladies.

Il y a longtemps que l'on a dit de la vaccine tout le bien et tout le mal qu'on pouvait en dire; aussi n'ai-je pas la prétention d'ajouter rien de neuf à mon sujet. Comme dans le chapitre précédent je veux me borner au rôle modeste d'historien et ne me permettre que de très-courtes observations. Dès l'origine, la vaccine a eu des détracteurs. On refusait d'y croire, mais la bonne foi se rendit bientôt, et tel de ses ennemis devint son plus zélé propagateur. Je ne veux citer qu'un nom, celui de Woodville.

De temps à autre, quelques médecins trop préoccupés des cas où la vaccine semblait être en défaut, portèrent bien contre elle des accusations qu'ils ne purent soutenir, mais les noms de ces hommes sont aussi oubliés que leurs livres. En revanche, des enthousiastes virent dans la vaccine une panacée; elle ne préserva pas seulement de la petite vérole, mais elle préserva de la peste (Valli), de la scrofule (Klose), du rachitisme, des maladies de peau, de la phthisie pulmonaire ; elle guérit les taches de naissance les tumeurs érectiles, etc. Le fait est qu'il n'y a pas plus de vérité dans ces croyances que dans celles de l'opinion contraire. Cependant, il faut peut-être faire une réserve en faveur des petites tumeurs érectiles et des nævi ou taches de naissance. On conçoit, en effet, qu'en faisant dans le champ de celles-ci un grand nombre de piqûres vaccinales, les cicatrices profondes qui en seront le résultat, modifieront parfois avantageusement le tégument, ou tout au moins changeront sa couleur. Le bon effet de la vaccine est alors tout mécanique.

Ce qui aujourd'hui est bien établi dans la science, c'est que la vaccine préserve définitivement de la petite vérole environ la moitié des sujets, et que l'autre moitié ne semble préservée que pour un temps plus ou moins long et qui n'est pas encore rigoureusement déterminé. Les plus exacts portent à huit ou dix ans la période d'immunité que donne en général la vaccine. Je n'ai pas à rechercher ici si le vaccin a dégénéré, s'il préserve autant ou moins qu'autrefois ; ces questions déjà traitées sont à peu près étrangères au sujet dont je vais m'occuper ; et d'ailleurs, qu'importe, puisqu'en se faisant revacciner cinq ou six fois au plus dans le courant de son existence, un individu est à peu près certain de jouir toujours de l'immunité variolique.

Cependant on a recommencé le procès de la vaccine ; et dans ce moment, surtout, cette question paraît préoccuper assez vivement les esprits en Angleterre et en France.

Seulement, on ne nie plus, complétement au moins, l'effet prophylactique de la vaccine ; ce serait nier l'évidence. Mais, par opposition peut-être à tout ce qu'on avait imaginé des vertus curatives de celle-ci, on veut aujourd'hui la rendre responsable de la plupart des maladies qui affligent l'humanité, notamment de la fièvre typhoïde. MM. Hector Carnot et Bayard (de Cirrey) sont, on le sait, les plus zélés champions de cette nouvelle doctrine, qu'ils ont presque uniquement appuyée sur des considérations statistiques.

Ceci m'oblige à une observation sur la valeur qu'on doit en général accorder aux résultats de la statistique dans les questions médicales. Je suis loin de nier d'une manière absolue l'utilité de ce moyen, dont je me suis même plusieurs fois servi dans ce travail. Mais, d'un autre côté, il ne faut pas oublier que si les chiffres ont une force très-grande, cette force est inerte ; et chacun sait en effet qu'ils disent assez indifféremment, oui et non.

L'art de les faire parler est donc tout entier dans la manière de les grouper. L'inconnue d'une équation arithmétique est nécessairement un nombre ; or, jamais celui-ci ne saurait être la formule d'une loi vitale ou pathologique, par la raison que les phénomènes de la vie ont trop d'indépendance et trop de mobilité dans leur succession, pour qu'on les puisse emprisonner dans une expression algébrique. En un mot, les chiffres sont en médecine ce que des alliés douteux sont à la guerre : on s'en sert au besoin, mais on s'en méfie toujours. La compétence des chiffres me paraît devoir être à peu près complétement rejetée dans la grave question dont il s'agit, et j'espère que les motifs de ce rejet ressortiront assez clairement de la discussion, pour qu'il soit inutile de les exposer tout au long.

Avant que d'apprécier les idées de MM. Carnot, Bayard, etc., je ne crois pas hors de propos de rendre compte d'une brochure que M. Verdé de Lille publia en 1838, et dont je ne sache pas qu'ils aient fait mention. Il est d'ailleurs curieux d'y trouver tous leurs arguments employés à démontrer, non pas précisément que la vaccine nous vaut la fièvre typhoïde, mais qu'elle nous vaut certainement la phthisie pulmonaire, etc.

M. Verdé admet sur la variole la théorie de Rhazès : « Maladie humorale rare chez les enfants, parce qu'alors les humeurs sont peu susceptibles de fermenter; plus rare encore chez les vieillards, parce qu'alors les humeurs sont desséchées par l'âge ; elle est fréquente dans l'adolescence et dans l'âge adulte ; elle est fréquente surtout chez les sujets lymphatiques, et dans les pays chauds, particulièrement, elle récidive assez souvent.

M. Verdé a presque toujours constaté, par des ouvertures cadavériques, que dans la variole il y avait inflammation du poumon et souvent même des tubercules miliaires ramollis. Pris lui-même de variole grave, quoique vacciné, sa constitution, de frêle et délicate qu'elle était, est devenue robuste. Son fils, âgé de 8 ans, ayant déjà des symptômes de phthisie avec cavernes, il lui a inoculé la variole, et depuis l'enfant s'est bien porté. Enfin l'examen anatomique des pustules de variole lui a démontré que le contenu de ces pustules était en partie formé de matière tuberculeuse. D'où il conclut que l'éruption variolique n'est autre chose que des tubercules éliminés. La vaccine, en s'opposant à cette élimination nécessaire, n'a d'autre effet que de répercuter les affections tuberculeuses, scrofuleuses, cancéreuses, les maladies du cœur, etc. Fatale puissance, qu'il faut se garder d'augmenter par une revaccination, quand elle tend à s'user. Ce serait alors doubler la dose du poison. M. Verdé, pour appuyer sa théorie, cherche à faire parler les registres des hôpitaux. En les compulsant, il s'est assuré que la phthisie pulmonaire est devenue plus commune depuis la vaccine, et que s'il mourait autrefois plus d'enfants de 1 à 5 ans, il meurt aujourd'hui cinq fois plus de jeunes gens de 19 à 25 ans. La vaccine, ajoute-t-il, nous donne une physionomie plus douce, plus efféminée, triste avantage que nous payons souvent de notre vie. Combien d'hommes vaccinés pourraient porter l'armure de nos ancêtres?...

« Ainsi donc, la variole est une maladie nécessaire pour séparer et éliminer du sang certaines humeurs naturelles. Le vaccin ne remplit pas le même but, car il ne détruit pas les germes de la variole, mais il se borne à troubler pendant un temps indéterminé certaines fonctions, et il obstrue pendant le même temps les voies qui doivent servir à l'excrétion de l'humeur variolique. Dans les régions où cette humeur est retenue, il se fait des engorgements lymphatiques, des concrétions tuberculeuses, qui, par leur dégénérescence, engendrent les diverses espèces de phthisie et les cancers; la stase de la matière varioleuse dans le sang y devient aussi une cause puissante des maladies du cœur, etc. Le vaccin n'étant qu'un répercussif de la variole, des dartres, des gourmes, etc., il est anti-rationnel et anti-médical. »

M. Verdé n'y va pas de main morte! Voilà toute la pathogénie reposant sur une seule cause, la vaccine ! Mais les temps de réaction n'étaient pas venus, et sa brochure passa presque inaperçue. Ses idées ne manquaient pourtant ni de nouveauté ni d'originalité, et son travail est un exemple de plus, que l'esprit ne suffit pas pour mettre à l'abri des séductions de la théorie. C'est une mauvaise interprétation de chiffres très-exacts peut-être qui a conduit là M. Verdé.

L'auteur, en nous reportant à la doctrine des Arabes, nous fait d'abord faire un singulier pas en arrière. Que la variole soit une maladie humorale, d'accord; si l'on veut entendre par là que le sang et les humeurs sont altérés dans la variole, ce qui du reste existe dans toutes les maladies éruptives, je dirais volontiers dans toutes les maladies. Mais il y a loin de là à la fermentation des humeurs, et plus loin encore à une humeur varioleuse *sui generis*, qui circule en nature dans l'organisme, et qui, lorsqu'elle ne trouve pas ouvertes les portes qui lui donnent issue d'ordinaire, se concrète d'une façon ou de l'autre et se transforme en des maladies nombreuses et passablement dissemblables.

Que les autopsies aient montré que la variole s'accompagne souvent d'inflammation du poumon, soit; tous les auteurs ont signalé le fait, et moi-même je l'ai plusieurs fois vérifié. Seulement, il est bien plus commun dans la rougeole et dans la scarlatine que dans la petite vérole. Dans cette dernière, il est au contraire bien plus habituel de rencontrer des traces d'inflammation du côté des organes abdominaux, et il est étonnant que M. Verdé n'en parle pas. La présence des tubercules miliaires dans le poumon prouve simplement que les tuberculeux ne sont point à l'abri de la variole, ce que chacun sait. M. Andral a cité comme une rareté le cas d'une pneumonie fort grave et presque désespérée, dont les symptômes se sont dissipés comme par enchantement, en même temps qu'une éruption variolique commença à s'effectuer. Le fils de M. Verdé a sans doute présenté un fait de même ordre. Je sais que quelquefois on a parlé de constitutions qui s'étaient améliorées à la suite de la variole; mais on en a dit tout autant, et sans plus de raison, je pense, après la vaccine. Enfin, puisque M. Verdé a trouvé des tubercules et même des tubercules ramollis chez les varioleux, la variole ne prévient donc pas les tubercules; elle pourrait tout au plus les guérir en amenant leur fonte purulente d'abord, et consécutivement leur élimination par absorption ou autrement.

C'est juste l'opposé de ce qu'ont dit MM. Rilliet et Barthez pour appuyer une opinion analogue. Ces médecins ayant souvent trouvé des tubercules à l'état crétacé chez les sujets emportés par la variole ou succombant peu de temps après cette éruption, ils ont pensé que cette maladie tendait à guérir les tubercules en leur faisant subir la transformation crétacée. Je ne me charge pas de concilier ces deux solutions opposées d'une même opinion, et j'aime mieux croire, avec M. Guersent, que la phthisie tuberculeuse reçoit ordinairement de la variole une impression des plus défavorables; que presque toujours alors sa marche est accélérée, et que sa terminaison funeste suit de près. Du reste, cela soit dit en passant, la phthisie, comme toutes les maladies organiques, subit presque toujours un temps d'arrêt quand il survient une maladie intercurrente grave, capable de modifier profondément l'économie. Mais celle-ci guérie, l'affection organique marche plus vite qu'avant. La raison en est simple : d'abord la nature dispose de tout ce qu'elle a de forces pour résister à la maladie aiguë, car celle-ci fait une puissante révulsion; puis elle laisse le sujet d'autant plus épuisé, et d'autant plus accessible à l'action désorganisatrice de sa première affection.

Je ne m'arrête pas à l'étude anatomique que M. Verdé a faite des pustules varioliques. Il est, je crois, le seul qui les ait trouvées remplies de matière tuberculeuse, et un fait de cette importance n'eût certes pas échappé aux habiles micrographes de notre époque. Je doute que la phthisie pulmonaire soit plus fréquente depuis la vaccine; mais, si cela est, il est aisé d'en rendre compte par des considérations qui lui sont tout à fait étrangères. Quant au déplacement de la mortalité, il est une conséquence des bienfaits de la vaccine. La variole moissonnait un grand nombre d'enfants : ces enfants s'élèvent aujourd'hui; mais comme la variole n'est pas la seule cause de destruction qui pèse sur nous, il faut bien que ceux qui lui ont échappé paient leur dette à la mort à une autre époque. Il faut donc, de toute nécessité, qu'on trouve répartis sur les divers âges de la vie, les décès qui sont en moins dans l'enfance.

En résumé, le travail de M. Verdé repose sur un principe faux et sur des faits mal observés ou peu exacts; il n'en faudrait pas autant pour infirmer toutes ses conclusions.

Les opinions qui me restent à examiner, s'appuyant sur des raisonnements de même ordre que ceux que je viens de combattre, je vais m'efforcer d'être plus bref dans leur exposition.

Je franchis dix années pour arriver aux accusations dont la vaccine est en ce moment l'objet. Cette fois aussi, on ne lui conteste pas sa puissance anti-variolique; c'est là son crime, et la théorie est absolument celle de M. Verdé. La variole, dit-on sur tous les tons, est une maladie nécessaire, éliminatrice; la vaccine, en s'opposant à la variole, empêche la matière mortifère d'être évacuée par son émonctoire d'élection; elle est alors forcée de s'en créer un autre.

Je ne sais si M. H. Carnot, officier d'artillerie, s'est jamais proposé d'examiner directement l'influence de la vaccine sur la population, ou s'il n'a été conduit à l'étude de cette question que secondairement, par des recherches entreprises dans une autre intention; toujours est-il, qu'en dépouillant les tables de mortalité publiées par le Bureau des Longitudes pour la ville de Paris, il lui a paru que depuis le commencement du siècle la mortalité s'était déplacée. Autrefois, il mourait plus d'enfants; aujourd'hui il meurt plus d'adultes. Ce déplacement de la mortalité coïncidant avec l'introduction de la vaccine en France, M. H. Carnot en a conclu que la vaccine en est la cause. Son raisonnement est des plus simples: *post hoc, ergo propter hoc;* argument trop usé, quand il s'adresse aux sciences médicales, pour qu'il soit besoin de le réfuter. Mais au point de vue économiste, la perte d'un enfant est bien moindre que celle d'un homme fait; car celui-ci a coûté, et s'il meurt avant d'avoir eu le temps de produire, il aura été un fardeau d'autant plus onéreux pour ses concitoyens et pour l'Etat, qu'il aura davantage approché de l'âge de la production. Il aurait cent fois mieux valu qu'il fût mort enfant, à l'époque où il n'avait pas encore coûté. Avant l'introduction de la vaccine, la variole emportait un grand nombre d'enfants; depuis cette introduction, la mortalité de l'enfance est moindre, mais celle de l'adolescence a presque doublé. Les enfants ne meurent plus de la variole, c'est vrai, mais les jeunes gens meurent de la fièvre typhoïde, maladie presque inconnue avant la vaccine. Celle-ci n'a donc qu'une fâcheuse influence sur le développement de la population et sur la prospérité des États.

M. Carnot porta d'emblée la question devant l'Académie des sciences, et, là, M Charles Dupin lui démontra, également par des chiffres, que depuis l'introduction de la vaccine en France, la longueur moyenne de la vie y avait augmenté de 2 0/0 au moins, et que cette progression croissante continuait sans que rien pût indiquer qu'elle dût s'arrêter. M. Charles Dupin fit mieux : il compara pour chaque année de la vie le rapport des individus morts pendant l'année avec le nombre des vivants ; et il trouva que pour tous les âges sur lesquels la vaccine a pu produire quelqu'effet, la mortalité annuelle, loin d'augmenter, a diminué. D'après cela, il devient au moins impossible d'accuser la vaccine d'avoir augmenté cette mortalité. Les recherches de M. Dupin n'ont pas été faites, il est vrai, sur les tables du Bureau des Longitudes ; mais elles n'en sont que plus concluantes, car il s'est servi de tables dressées pour toute la France et dont les auteurs ont été couronnés par l'Institut ; celles de Duvillard, pour les temps antérieurs à la vaccine, et celles de de Montferrand, pour les temps qui lui sont postérieurs.

Ainsi donc voilà deux savants, deux mathématiciens également recommandables par leur bonne foi, qui, en s'appuyant sur des statistiques également bien faites, arrivent à des conclusions diamétralement opposées ; mais à la force intelligente des chiffres, M. Dupin a joint celle du raisonnement. « Supposons, dit-il, qu'un million de personnes aient la petite vérole, et qu'il en soit mort deux cent mille par cette maladie ; il n'en restera plus que huit cent mille qui mourront, à différentes époques, de différentes maladies. Un million d'individus vaccinés mourront à leur tour de diverses maladies. Ira-t-on dire pour cela que les deux cent mille qui auraient dû mourir de la petite vérole, sans la vaccine, et qui mourront tôt ou tard de toute autre maladie, sont pour cette raison morts de maladies suscitées par la petite vérole ! Ce serait une évidente erreur de raisonnement. »

Je n'ajouterai qu'un mot, car je ne puis suivre M. Carnot dans ses vues économistes : c'est que je doute qu'il parvienne à faire comprendre qu'il est d'une humanité bien entendue de laisser périr de la variole le dixième des nouveau-nés, dans la pure hypothèse, voire même dans la certitude absolue que ce dixième mourra vingt ans plus tard d'une affection abdominale. Ceci ressemble par trop à la manière dont les Spartiates, au temps de Lycurgue, traitaient leurs enfants malingres, pour être accepté en plein XIXe siècle. Je n'ignore pas qu'il y a quatre ans il a été dit à l'Académie de Médecine, dans un rapport officiel, que « si la vaccine reportait sur la jeunesse la dette de l'enfance, il faudrait la proscrire comme le plus funeste présent qui ait jamais été fait aux hommes ; » mais je ne puis que repousser une telle doctrine, bien qu'il m'en coûte de me trouver ici en désaccord avec le médecin éclairé auquel ces paroles sont échappées, sans qu'il ait songé peut-être au sens trop absolu qu'on pourrait leur trouver un jour. A ce sujet, qu'il me soit permis d'ajouter que l'Académie, votant seulement sur les conclusions des rapports qui lui sont présentés et non point sur le corps même de ces rapports, les paroles que je viens de citer demeurent la propriété de M. Bousquet et n'engagent en rien la responsabilité de la Compagnie, contrairement à ce qu'on a dit et à ce que répète M. Carnot dans un nouveau travail que je reçois au moment même où je corrige les épreuves de celui-ci.

On devait croire le dissident terminé, mais M. Carnot en appela du jugement de M. Dupin à l'Institut même. Dans un second mémoire il persista dans ses conclusions, insista sur la fréquence et la gravité des affections intestinales des adultes depuis la vaccine, et déplora vivement le malheur d'être, lui, sa femme et ses enfants, vaccinés et très-vaccinés. Ce fut alors, je crois, que M. le docteur Bayard (de Cirrey), prenant fait et cause contre la vaccine, transporta plus exclusivement la question sur le terrain médical. Remarquons que jusqu'alors les reproches qu'on a faits à la vaccine ne sont point motivés; je veux dire qu'on a affirmé, mais qu'on n'a point démontré la relation entre l'effet et la cause présumée.

M. Bayard envoya à l'Académie de médecine plusieurs communications; après quoi M. Rochoux fut chargé de faire un rapport. Ce rapport fait même une singulière concession à M. Bayard, tout en infirmant ses conclusions. « Ainsi M. Rochoux; après avoir rappelé que l'idée que la vaccine peut être nuisible à l'homme, n'est pas une idée neuve, ajoute qu'elle pourrait être plus vraie qu'elle ne nous le paraît ; car, remplacer le travail éliminatoire et dépuratif de la variole, peut n'être pas sans inconvénient. Mais comme l'avenir seul peut nous l'apprendre, il faut, en attendant, aller au plus pressé, ce qui est aisé, puisque le retard qu'apporte le vaccin au développement de la contagion, équivaut presque à la longueur moyenne de la vie. Il ne faut donc jamais *hésiter à semer le vaccin, au risque de récolter le typhus.* » Ce rapport était certes un demi-triomphe pour M. Bayard ; bientôt encore il reçut un nouvel encouragement, c'est une circonstance que je ne dois pas négliger, car il y fait allusion dans un de ses mémoires. (*Rev. Méd.* 1853, p. 215 et 343.)

C'était en 1849, à l'époque où le choléra ravageait pour la seconde fois nos populations. L'Académie de Médecine s'occupait activement de recueillir tous les documents capables d'éclairer l'étiologie du fléau. M. Castel demande la parole, et, dans une courte lecture : « il pose en principe que l'étiologie du choléra ne peut être établie sur les causes ordinaires des épidémies ; que celles-ci se circonscrivent dans une région plus ou moins étendue, mais dont les conditions météorologiques sont les mêmes ; tandis que le choléra a pris possession de tout le globe sans qu'il soit possible de tenir compte de l'influence de l'air, des eaux et des lieux. Cet hôte est donc le successeur de la variole, il en est la dégénération ou plutôt la transformation. Il provient de l'impuissance de la vaccine contre le ferment variolique ; il règne partout, parce que la vaccine est partout usitée. Si l'éruption vaccinale ne peut tenir lieu de l'éruption variolique, bien qu'il y ait analogie entre elles, c'est que la vaccine laisse dans l'économie un germe qu'elle était destinée à dompter et dont l'explosion est d'autant plus violente qu'elle est plus tardive. Ce qu'une pratique sur laquelle nous avions fondé les espérances les plus flatteuses, a laissé d'infection dans les liqueurs animales, a produit de dissolution dans les éléments de la vie, se révèle plus manifestement par le choléra, tant il est difficile de suppléer à la nature! tant il y a de témérité à opposer une barrière à une maladie éruptive!.... Qu'importe que la variole soit originelle ou qu'elle soit un produit de la contagion?... L'épuration par la variole répond aux besoins de l'économie, l'épuration par la vaccine ne satisfait point aux mêmes conditions..... Cette épuration étant une nécessité de notre organisation, elle ne saurait manquer sans qu'il en résulte une perturbation qui peut aller jusqu'à engendrer le choléra; et, comme l'a dit l'honorable rapporteur du conseil de l'Académie, un peu plus tôt, un peu plus tard, la nature a voulu que nous eussions tous la variole. »

J'ai cité presque textuellement, car en invoquant pour lui l'autorité de M. Castel, M. Bayard a négligé de nous faire connaître dans quelle circonstance celui-ci s'était inscrit contre la vaccine. De cette simple citation, il ressort bien clairement que M. Bayard n'eût pas dû arguer en sa faveur de l'opinion de M. Castel, à moins qu'il n'admette que choléra, fièvre typhoïde et variole sont une seule et même chose, ce qu'il n'a pas encore dit, que je sache. Les paroles que je viens de rapporter durent surprendre dans la bouche du vieillard vénérable qui avait été longtemps le zélé rapporteur de la commission de vaccine. Pourtant aucun de ses collègues ne lui répondit; silence qui ne peut s'expliquer que par un sentiment de déférence pour ses cheveux blancs! Mais aujourd'hui M. Castel n'est plus.

Si choléra et variole sont identiques, si l'un n'est que l'autre transformée, d'où vient que sous son nouveau visage la maladie n'attaque pas tous les individus vaccinés ou non variolés? Car nous sommes tous condamnés à la variole, M. Castel le dit lui-même; et si la vaccine s'oppose à la petite vérole sans pour cela acquitter notre dette, il nous faut payer avec le choléra. La variole est endémique par tout le globe; dans quelques circonstances particulières seulement, cette maladie, centuplant son activité dévastatrice, revêt la forme épidémique. Pourquoi le choléra n'est-il endémique qu'aux Indes, où règne aussi, je pense, la variole, et pourquoi n'habite-t-il les autres contrées du globe qu'épidémiquement? De plus, si variole et choléra sont une seule et même chose, les variolés auraient dû se trouver à l'abri du fléau cholérique, et je ne sache pas que jamais pareille remarque ait été faite. Mais à quoi bon démontrer qu'il ne peut y avoir identité entre ces deux affections, et qu'elles sont indépendantes l'une de l'autre?

Je reviens à M. Bayard de Cirrey. L'année suivante, ce médecin adressa une note à l'Académie des sciences, note dans laquelle il exposait toute sa doctrine, que je trouve ainsi résumée dans un compte rendu des séances de l'Institut :

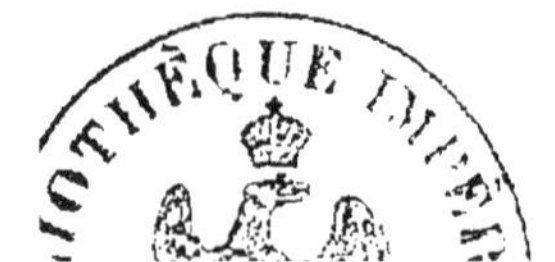

« Le typhus et la variole sont deux maladies élémentaires, caractérisées par des symptômes distincts, et qui sont généralement discrètes dans leur isolement. La combinaison de ces deux causes morbides élémentaires est caractérisée par l'apparition d'une fièvre secondaire, souvent mortelle et toujours confluente. Cette fièvre secondaire reçoit dans le monde le nom de variole maligne lorsque l'éruption qui l'accompagne est externe et apparente, et celui de fièvre typhoïde quand cette éruption est interne et dissimulée. Cette forme nouvelle affectée par une maladie identique dans son action sur l'organisme humain, est déterminée par l'influence de la vaccine et par l'âge du sujet vacciné. L'inoculation du virus variolique dans l'enfance préserve à la fois de la variole maligne et de la fièvre typhoïde en isolant le typhus de la variole. »

Il n'y a pas à s'y méprendre, c'est toujours la théorie de Rhazès. La matière varioleuse existe toute faite dans notre économie, il faut qu'elle en sorte. Si on lui oppose la barrière de la vaccine, elle prend un détour et sort, plus tard, phthisie pulmonaire, cancer, etc.; hier choléra, aujourd'hui fièvre typhoïde, demain autre chose encore.... Quel étrange Protée que la variole !....

Une chose m'étonne : c'est que le médecin qui professe que les maladies sont un moyen d'épuration nécessaire, ose jamais essayer d'en guérir aucune. Car, en s'opposant à l'élimination normale, il doit trembler d'en déterminer une beaucoup plus dangereuse. Que devient l'art de guérir, avec de tels principes?.... Je ne comprends pas davantage pourquoi ceux qui condamnent la vaccine, prônent en même temps la vieille pratique de l'inoculation; car il est évident que celle-ci communique une variole presque toujours bénigne, souvent même bornée aux pustules d'insertion; et, à coup sûr, s'il faut que la matière varioleuse soit excrétée en totalité, on ne peut comparer l'excrétion qui se fait par quelques pustules. à celle que produit une vaste suppuration. Pour être conséquent avec le principe, il faudrait s'appliquer à communiquer les varioles les plus confluentes possibles.

On m'objectera que l'éruption ne constitue pas la variole; que Sydenham, Boerhaave, Stoll, etc., etc., ont décrit des varioles sans éruption et bornées à la fièvre secondaire, fièvre qui caractérise seule la variole, qui en fait tout le danger, et qui suffit à l'épuration de l'économie. D'abord, je répondrai que, selon moi, l'éruption est ce qui fait la gravité de la variole, et que cette affection est toujours bénigne quand l'éruption est discrète, les faits sont ici pour moi. Ensuite, j'ajouterai que la fièvre secondaire manque elle-même assez souvent ou tout au moins est si légère qu'elle passe inaperçue, « Le stade de l'invasion de la variole n'a aucun signe particulier, dit J. Frank, c'est ce que nous apprend *l'absence de la fièvre*, des nausées, du vomissement, de la douleur de l'épigastre, des convulsions qui a signalé quelques épidémies. » Cette fièvre semblerait surtout manquer dans la variole inoculée, ce qui tient à ce que son intensité est en raison directe du nombre des pustules. Ainsi le docteur Timone, célèbre inoculateur de Constantinople, dit dans une de ses dissertations : « L'éruption se réduisait ordinairement à 15 ou 20 pustules, plus ou moins, rarement 30 : cette éruption était ordinairement si peu laborieuse que quelquefois le malade s'apercevait *à peine de son indisposition.* » On lit encore dans la traduction de Dimsdale, par Fouquet, « quand la petite-vérole est discrète et bénigne, sa marche douce et régulière, l'enfant bien constitué, qu'il y a très-peu ou *point de fièvre*, etc., le régime, les lavements, l'exposition à l'air libre et frais doivent en composer tout le traitement. » Bien plus, fièvre et éruption pourraient manquer tout à la fois, s'il faut s'en rapporter à La Condamine, qui dit que « bien des personnes ont eu la petite-vérole sans s'en douter. » Mais alors, il reste à résoudre cette double question : comment distinguer l'individu infecté et désormais à l'abri de la petite-vérole de celui qui ne l'est pas? Par quelle voie s'est faite chez le premier l'épuration de l'économie?... Maintenant faut-il ajouter que les anciens médecins, bien plus conséquents, ne voulaient pas qu'on modifiât le développement de la variole; qu'ils laissaient la nature faire elle-même son épuration dans des proportions diverses, selon les besoins de chaque individu. Je ne veux de cela d'autre preuve que l'opposition qu'ils ont tous faite à l'inoculation; Boerhaave est mort sans l'avoir conseillée une seule fois, et Boerhaave était éclectique. Je dirai enfin que si Stoll, Sydenham et Boerhaave avaient connu la vaccine, ils eussent probablement, comme leurs successeurs, modifié leurs opinions sur la variole.

C'est dans un important travail de M. Serres que MM. H. Carnot et Bayard semblent avoir puisé leurs convictions sur l'identité du typhus et de la variole, et sur les dangers de la vaccine. Jamais pourtant le savant médecin de l'hôpital de la Pitié n'a soutenu cette thèse; mais, rapprochant la fièvre entéro-mésentérique ou typhoïde, de la variole, il a établi que la première de ces maladies est caractérisée par un exanthème intestinal, la seconde par un exanthème cutané, et toutes les deux par une fièvre dont l'intensité est proportionnelle à l'intensité de l'exanthème. « D'où il suit, dit-il, que pour le fond (l'exanthème), de même que pour la forme (la fièvre), la fièvre typhoïde répète le fond et la forme de la variole, *la nature de ces deux ordres de maladies est seule différente.* » Passant ensuite à des considérations thérapeutiques qui ne peuvent trouver place ici, M. Serres conclut que la variole et la fièvre typhoïde doivent être traitées de la même manière. « L'une et l'autre coexistent souvent sur le même sujet sans qu'on s'en doute, car la variole voile ordinairement la fièvre typhoïde. La vaccine, en nous préservant de la première, met la seconde en évidence; celle-ci n'est donc pas une maladie nouvelle, ainsi qu'on l'a dit; elle a peut-être la même date que la variole, sinon la même origine. La variole masque la fièvre typhoïde, le virus vaccin éteint la variole, et la fièvre typhoïde est mise à nu!.... Tant que la vaccine conserve sa puissance, l'homme n'est passible que de la dernière; mais si la préservation s'affaiblit, la variole paraît et, avec elle, la fièvre typhoïde, sa compagne presque inséparable; c'est presque toujours elle alors qui constitue le danger, quand il y en a. La fièvre typhoïde passait anciennement inaperçue, absorbée dans la gravité de la variole ; mais, restée seule, elle a été signalée et parfaitement étudiée dans son isolement, puis dans sa combinaison avec la variole. »

Je n'ai point à discuter les opinions du médecin de la Pitié, mais il est aisé de voir qu'elles ont pu servir de point de départ, sinon de modèle, à MM. Carnot et Bayard. Le dernier avance que la fièvre secondaire fait tout le danger de la variole et de la fièvre typhoïde ; qu'elle est indépendante de l'exanthème. M. Serres avait dit, au contraire, que dans ces maladies l'exanthème fait tout le danger et que la fièvre est proportionnelle à l'intensité de celui-ci. M. Bayard pense que variole et fièvre typhoïde c'est tout un ; que la forme typhoïde est plus grave que la forme varioleuse ; et M. Serres avait admis que ce sont là deux maladies distinctes, qui offrent naturellement plus de danger lorsqu'elles se compliquent l'une l'autre, que quand une d'entre elles, la fièvre typhoïde, par conséquent, se développe isolément. Inutile de continuer ce parallèle. Les mêmes principes, interprétés en sens inverse, conduisent les auteurs à des conclusions opposées, car M. Serres n'en veut pas à la vaccine ; bien au contraire, il proclame qu'en isolant la fièvre typhoïde de la variole, la vaccine a rendu un immense bienfait.

Dieu merci, il ne suffit pas que MM. Carnot et Bayard disent que la vaccine, en nous délivrant de la petite vérole, nous a donné la fièvre typhoïde, pour que cela soit. Le premier a cherché la démonstration numérique du fait sans pouvoir la trouver, car les chiffres ne la sauraient donner. Le second, jusqu'à ce moment, n'a fait que reproduire le même argument, mais sans démonstration pathologique. Tant que M. Bayard n'aura pas prouvé que les variolés sont à l'abri de la fièvre typhoïde, et réciproquement que celle-ci préserve de la variole, on sera toujours en droit de nier l'identité de ces deux maladies, car la variole n'atteint d'ordinaire qu'une fois la même personne.

Loin que ces choses soient démontrées, les épidémies de variole succèdent souvent aux épidémies typhoïdes. Le fait a déjà été signalé par M. Serres, et tout récemment aussi par M. Brachet, de Lyon. Je viens de le voir moi-même se renouveler dans notre hôpital du Mans. Trois malades, le père et les deux enfants, que j'y avais envoyés lorsqu'ils étaient dans la période adynamique de la fièvre typhoïde, ont été pris de variole pendant leur convalescence, et cependant tous les trois avaient été vaccinés. Deux n'ont eu qu'une varioloïde légère; le troisième, l'un des enfants, a été couvert de pustules et a failli mourir. Ces trois malades ont communiqué la varioloïde à plusieurs autres malades de l'hôpital. Je n'ignore pas la réponse de M. Bayard à M. Brachet; mais je crains de ne l'avoir pas suffisamment comprise, car elle ne m'a paru nullement concluante.

Je veux enfin admettre que la fièvre typhoïde est bien réellement une transformation de la variole, sous l'influence du vaccin; ce ne serait pas encore un motif suffisant pour y renoncer sans s'être assuré d'abord que l'irruption typhoïde est plus meurtrière que la variole ; sans s'être assuré que les revaccinations, si avantageuses pour conjurer les épidémies de variole, sont sans puissance pour éloigner la fièvre typhoïde. C'est-à-dire qu'il y aurait lieu d'examiner après combien d'années de vaccination et de revaccination la fièvre typhoïde se déclare, etc., etc. Car si la vaccine ne préserve pas toujours d'une manière définitive, elle exerce une influence si retardatrice sur la variole, qu'elle doit, selon toute probabilité, conserver une partie de cette influence sur la forme typhoïde de cette dernière.

M. Bousquet a cru devoir réfuter MM. H. Carnot et Bayard dans un de ses rapports annuels sur la vaccine. M. Bayard a riposté, et sa réplique, insérée dans plusieurs journaux de médecine, est l'une des dernières pièces à charge que j'aie pu me procurer contre la vaccine. La nature de ce travail ne me permet pas d'y suivre M. Bayard pas à pas, ce qui serait en tout cas inutile, puisque son mémoire ne contient pas de nouveaux arguments. L'auteur invoque souvent le témoignage de Grégory. Ne connaissant les travaux du médecin anglais que par les extraits et les comptes rendus qu'en ont publié les médecins français, je ne suis pas très en mesure de répondre. Cependant, je sais que cet éminent praticien, récemment enlevé à la science, s'est en effet très-fortement élevé contre les imperfections de la vaccine ; mais je n'ai vu nulle part qu'il l'ait accusée d'engendrer la fièvre typhoïde ni aucune autre maladie. Seulement, dans les dernières années de sa vie, il voulait qu'on revînt à l'inoculation, comme plus efficace que la vaccine. « Et cela parce que la variole ne lui a pas paru moins fréquente en Angleterre, depuis onze ans que l'inoculation en a été bannie par un acte du parlement, et qu'il regarde comme absurde et chimérique l'idée d'extirper cette maladie par la vaccine, dont l'action préservatrice s'opère dans des limites restreintes. Témoin le grand nombre des malades qui entrent à l'hôpital des Variolés après vaccination; témoin la crainte continuelle que les vaccinés ont de la petite vérole, particulièrement dans les classes élevées, où l'on s'enfuit à la première nouvelle de son apparition dans le voisinage. »

Cependant Grégory est forcé d'admettre que la mortalité de la variole a diminué depuis la vaccine; car dans son hôpital elle a, de 1841 à 1851, fait 629 victimes sur des personnes non vaccinées, et 147 seulement sur les vaccinés. Je ne vois point que tout cela prouve les dangers de la vaccine, et M. Bayard n'en pouvait rien arguer en faveur de son opinion. Mais cela prouve beaucoup pour les avantages de la revaccination. La préservation, dit Grégory, s'exerce dans une limite restreinte. D'accord. Nous savons qu'après 8 à 10 ans la puissance de la vaccine s'épuise en partie, et c'est pour cela qu'on a conseillé de la renouveler. En 10 ans, Grégory a vu 629 variolés non vaccinés mourir de leur maladie; et dans une seule année, en 1841, il a été admis à l'hôpital des Variolés, 342 personnes, dont 211 n'étaient pas vaccinées. Cela prouve tout bonnement que la vaccine est assez mal pratiquée en Angleterre, et que le bill du Parlement qui défend l'inoculation est insuffisant, parce que les parents ne font ni inoculer ni vacciner leurs enfants. La Chambre des Lords vient du moins de le comprendre ainsi, puisque pour remédier au mal, elle vient de rendre un nouveau bill, qui enjoint aux parents, sous peine d'une amende assez forte, de faire vacciner tous leurs enfants, dans les trois ou quatre premiers mois de leur existence, et à faire recommencer cette opération jusqu'à ce qu'un médecin, désigné *ad hoc*, en ait attesté le succès.

Enfin, si, comme le dit Grégory, les personnes des classes aisées, à Londres, qui ont été vaccinées, fuient devant la variole, elles font sagement, car elles sont de fort bonne prise lorsque leur vaccination remonte à 8 ou 10 ans. Mais il y aurait un moyen plus simple de les remettre à l'abri, ce serait de les revacciner. Au lieu d'arriver à ces conclusions si naturelles, Grégory a mieux aimé se demander si l'inoculation ne donnerait pas une garantie plus grande que la vaccine. « Rien ne démontre le contraire d'une manière absolue, dit-il, si surtout on rejette l'identité de la variole, de la varioloïde et de la varicelle, ce qui limite à un petit nombre les faits de seconde variole. » Oui sans doute, l'inoculation garantit aussi bien que la vaccine; seulement elle est plus dangereuse et rien ne démontre non plus d'une manière absolue qu'elle fasse mieux; et si l'on rejette l'identité de la variole, de la varioloïde et de la varicelle (ce que du reste on n'a pas le droit de faire si cette identité existe, comme je crois l'avoir démontré), les faits de seconde variole seront aussi rares après la vaccine qu'après l'inoculation.

Un autre point du mémoire de M. Bayard est relatif à l'influence de la vaccine sur les populations. Je lui accorderai bien volontiers qu'elle n'est pour rien dans leur accroissement. Cette question est trop complexe pour que j'ose y toucher, et il est bien entendu que ce n'est point en augmentant le nombre des naissances que la vaccine se recommande à la sollicitude des gouvernements. Mais elle ne m'en semble pas moins être pour quelque chose dans l'accroissement de la longévité, et M. Charles Dupin a mis le fait hors de doute. Voici du reste l'argumentation de M. Bayard :

« La petite vérole enlevait à peu près le dixième des enfants. Aujourd'hui ce dixième s'élève, et sa nécrologie, au lieu de se reporter également sur tous les âges de la vie, tombe tout entière entre 20 et 30 ans, dans la période de la *vie féconde et productive*, dit-il. Mais par quelle cause ce dixième se perd-il dans l'âge de l'*espérance* ? Par le déplacement de la variole, soit externe, soit interne; déplacement suite de l'introduction de la vaccine. » J'avoue que la conclusion ne me semble guère découler des prémisses, et je ne puis mieux faire que de rappeler la réponse que M. Dupin a déjà faite à ce raisonnement. En outre, je ne vois point là de démonstration, mais une simple assertion. Enfin, s'il est vrai que la mortalité de l'âge adulte ait réellement doublé, je me garderai bien d'en accuser la vaccine, car sans elle un dixième de moins arriverait *à cet âge de l'espérance, à cet âge précieux !*

Marchant sur les traces de M. Bayard, M. le docteur Ancelon, de Dieuze, a écrit à l'Académie de Médecine pour lui demander raison de la constitution typhoïde que les *vaccinophiles* ont faite à l'humanité du XIXe siècle. Je n'ai rien à dire de ce manifeste auquel M. Roche s'est chargé de répondre au nom de l'Académie (séance du 13 septembre 1853). Je ne crois pas non plus devoir m'occuper ici de ce rapport, mais, à son sujet, MM. Carnot et Bayard ont repris la plume ; le premier pour déclarer (*Revue médicale*, septembre 1853) qu'il « déclinait la compétence de l'Académie de Médecine dans cette question toute mathématique. » Est-il besoin de redire que c'est bien plutôt la compétence des mathématiques qu'il faut décliner dans cette question toute médicale ? Le second (*loc. cit.*), pour réfuter un à un tous les arguments de M. Roche. Cette réponse, qui m'obligerait à des redites si je l'analysais en entier, ne me semble pas de nature à modifier mes convictions, car je n'y trouve pas plus qu'ailleurs démontré que la variole *discrète* ou *confluente* soit une entérite *simple* ou *typhoïde*. M. Bayard cherche à s'étayer d'une phrase de M. Serres, que voici : « Au lit du malade comme sur le cadavre, nous avons constaté qu'il existe une fièvre typhoïde confluente et semi-confluente ; de même qu'il existe des varioles confluentes et semi-confluentes. » Cette phrase, prise isolément, peut certainement être interprétée dans le sens que lui donne M. Bayard ; mais j'ai déjà analysé le travail auquel elle est empruntée et je crois avoir alors démontré que jamais M. Serres n'a eu la pensée qu'on semble lui prêter. Telle a été, du moins, mon impression.

La *Revue Médicale* qui, plus peut-être que les autres organes de la presse médicale, recueille tous les documents relatifs à la grande question de la vaccine, a publié (31 octobre 1853) un travail statistique de M. de Feulins dans lequel l'auteur établit par des chiffres comparatifs empruntés à des auteurs de diverses époques, qu'à Paris comme à Montpellier le nombre des décès qui ont eu lieu entre 15 et 45 ans est aujourd'hui bien plus considérable qu'il n'était au commencement du siècle. Il établit, d'autre part, que la population de ces deux villes est restée stationnaire de 1846 à 1851 ; que celle de Paris n'a, en 24 ans (de 1817 à 1841), augmenté que de 31 0/0, tandis que la mortalité générale de cette ville s'est, dans la même période, accrue de 48 0/0, *moitié en plus*. L'auteur demande ensuite si ces faits ne conduisent pas à répondre par l'affirmative à cette question, récemment posée par les archives générales de médecine : « La suppression d'une maladie meurtrière équivaut-elle à une diminution dans le chiffre des décès, et n'est-il pas de loi providentielle qu'une compensation s'établisse au profit d'autres affections? » Personne plus que moi n'est disposé à accepter cette *loi providentielle de compensation*, car il faut que nous mourrions tous, d'une maladie ou d'une autre ; mais que prouve cette loi contre la vaccine? Rien de plus, évidemment, que ce qu'elle prouverait au besoin contre l'art de guérir tout entier. Quelque peine que se donne le médecin pour arracher à la mort ses malades, quels que soient ses avantages dans cette lutte du génie de l'homme contre la maladie, le médecin perd son temps, car celui qu'il sauve aujourd'hui de la variole par la vaccine, ou d'une fluxion de poitrine par quelque autre moyen, périra demain victime d'une fièvre typhoïde, d'une affection de cœur ou même d'une tuile sur la tête.

M. de Feulins infirme ensuite les conclusions d'un mémoire de M. Boudin sur la mortalité des hôpitaux militaires ; et, par de nouveaux chiffres empruntés soit au *Moniteur*, soit à d'autres documents officiels, il arrive à trouver que la moyenne de la mortalité de l'âge viril, dans Paris, est plus élevée que ne le pense le médecin en chef de l'hôpital du Roule, et qu'elle est au moins de 2 0/0. Suit enfin une nomenclature statistique des décès qui ont eu lieu à Paris en 1811 et que l'auteur livre au public médical pour qu'il puisse établir une comparaison avec les décès de 1851. Après cette exposition, M. de Feulins ne dit peut-être pas que la vaccine est la cause de l'augmentation de la mortalité dans l'âge adulte, mais si sa plume n'a pas nettement formulé cette conclusion, il est facile de voir qu'elle est écrite dans son esprit. Comment se fait-il que le même homme qui semble ajouter tant de foi à ses calculs, dise à la même page : « Les calculs statistiques, appliqués à la population, sont excessivement ardus et féconds en erreurs. La Condamine, Dalembert et Duvillard eux-mêmes n'ont pas été à l'abri des illusions perfides de cette science? »

Le rédacteur de la *Revue Médicale* fait suivre d'une note confirmative la communication de M. de Feulins. Mille décès de l'année 1811, classés d'après leurs causes, sont mis en regard de mille décès de l'année 1851, classés de la même manière. D'après ce tableau dont le cadre est infiniment trop étroit pour qu'il ait jamais une grande importance, même aux yeux des statisticiens, M. le docteur Sales-Girons établit que depuis 1811 les décès causés par les affections fébriles et inflammatoires prises en masse, ont augmenté de 40 0/0 au moins, et partant, que celles-ci sont devenues plus graves; il établit, en outre, que les affections chirurgicales ont causé trois fois moins de décès. Les décès par variole, dit-il encore, ont diminué de moitié, et ceux dus aux autres causes morbides sont à peu près restés dans la même proportion. « En définitive, s'il est impossible de contester les étonnants progrès de la chirurgie depuis quarante ans, on ne peut nier la décadence de la médecine. » La véritable conclusion reste sous-entendue, et la voici : La suppression de la variole par la vaccine est la cause de l'augmentation, de la gravité et du nombre des fièvres de toute espèce. Pour moi, acceptant dans toute sa rigueur la validité des chiffres posés par MM. de Feulins et Sales-Girons, je n'y puis trouver d'argument contre la vaccine. Il me semble, au contraire, tout simple que si les maladies chirurgicales donnent aujourd'hui trois fois moins de décès, ceux-ci se reportent plus particulièrement sur les affections inflammatoires ou aiguës. Celles-ci doivent être les plus communes, par la raison que les causes qui les produisent sont celles auxquelles nous sommes, de toute nécessité, le plus incessamment soumis. Je ne conclurai pas non plus à la décadence de la médecine, mais je dirai seulement que si les sciences chirurgicales et anatomiques ont beaucoup gagné, que si les maladies sont mieux étudiées, mieux reconnues dans leurs éléments, mieux classées, etc., etc., nous ne les guérissons guère mieux que nos pères, qui ne faisaient eux-mêmes guère mieux que leurs devanciers. Non pas qu'il y ait décadence dans l'art, mais parce qu'en fin de compte l'homme naît pour mourir.

Il me resterait encore à parler d'une brochure de M. le docteur Duché (de l'Yonne) qui porte pour titre : *Proposition d'enquête au sujet de la vaccine* ; puis enfin d'une nouvelle lettre que M. Bayard a publiée dans la *Gazette des Hôpitaux* (24 janvier 1854) (1). Sans examiner en détail ces deux pièces, qui me ramèneraient à des considérations semblables à celles qui précèdent, j'accepterai bien volontiers les conclusions de M. Duché, bien convaincu que les recherches entreprises pour fixer l'opinion sur une question aussi importante que celle qui

(1) Le dernier nº de la *Revue Médicale,* que je reçois à l'instant, contient un travail dont le titre est : *La vaccine en France, à Paris et dans le département de la* SARTHE, par M. H. CARNOT. — Cette étude, toute statistique, intéresse trop notre département pour que je ne cherche pas à relever quelques erreurs dans les appréciations de mon honorable adversaire, et j'ai bon espoir d'être assez heureux pour y parvenir. En ce moment je m'abstiens d'un jugement qui ne pourrait être que légèrement porté et je ferai de l'examen du travail de M. Carnot l'objet d'un chapitre à part.

vient d'être mise à l'ordre du jour, ne peuvent être trop multipliées ni trop variées dans leur forme ; bien convaincu aussi qu'en donnant à chaque fait sa *signification réelle*, la vaccine sera bientôt innocentée des méfaits dont on l'accuse. Quant à la lettre de M. Bayard, voici dans quels termes cet honorable confrère l'a résumée lui même dans une lettre particulière qu'il a eu l'obligeance de m'écrire : « J'ai vu, avec tous les observateurs, la fièvre typhoïde devenue *de plus en plus fréquente ;* je l'ai vue épargner les variolés placés dans les mêmes circonstances que les vaccinés atteints par cette maladie. *Les petites véroles et les convulsions ont diminué depuis le* XVIIIe *siècle* (lisez depuis la vaccine), tandis que les fièvres *ardentes* ou *typhoïdes* sont devenues *trois fois plus meurtrières.* » Les faits observés par mon confrère sont donc exactement contraires à ceux précédemment signalés par MM. Serres et Brachet, de Lyon, et que j'ai rapportés ; ils sont contraires à ceux que j'ai observés moi-même ; ce qui m'a fait dire : « les épidémies de variole succèdent souvent aux épidémies typhoïdes. » Je veux croire, n'ayant pas encore d'opinion personnelle à ce sujet, que les convulsions des enfants ont, comme la variole, diminué depuis la vaccine ; que les fièvres typhoïdes sont en même temps devenues *trois fois plus meurtrières* ; mais si cela est (et ce n'est pas démontré j'espère le prouver bientôt), pourquoi s'obstiner à trouver dans ce fait un rapport de causalité, plutôt qu'une simple coïncidence ?

Ne sait-on pas que les lois qui président à la distribution des maladies sont essentiellement variables, qu'elles sont presque toujours insaisissables, et que nous ne les connaissons que par leur manifestation? Ces lois, dont l'étude a fait tous les grands médecins depuis Hippocrate jusqu'à nous, changent souvent dans le cours des siècles; telle affection fréquente autrefois, est aujourd'hui presque inconnue, et réciproquement. Si la fièvre typhoïde est devenue plus fréquente et plus grave, c'est dans la méditation de ces hautes considérations qu'on en trouvera la raison, bien plus que dans la vaccine. Puis, relativement à la fréquence de la fièvre typhoïde, il me serait aisé de montrer qu'elle est peut-être plus apparente que réelle. Nous avions autrefois des fièvres de toute sorte; Pinel en réduisit le nombre à six; bientôt la gastro-entérite de Broussais absorba les six ordres de Pinel, il n'y eut plus qu'une seule unité fébrile. Depuis, cette unité a changé bien souvent de nom; pour le moment elle s'appelle fièvre typhoïde. Reste donc à savoir si toutes les fièvres de Stoll et de Pinel, prises en masses, étaient moins fréquentes que notre fièvre typhoïde? Insister davantage sur ce point serait m'écarter de mon sujet.

Pour ce qui est de la mortalité plus grande de la jeunesse, je la comprends encore. Si, grâce à la vaccine, un plus grand nombre d'enfants arrivent à l'âge de 20 ans, l'âge adulte, toutes choses égales d'ailleurs doit fournir plus de décès qu'autrefois. A ce motif, faut-il ajouter que les maladies de toute sorte, que les fatigues, que les dangers, les passions, les préoccupations de l'avenir, toutes les causes dépressives, en un mot, se réunissent pour faire de la jeunesse, de l'âge adulte, la période de la vie où l'existence est le plus menacée? Ce n'est pas depuis la vaccine que la mortalité est plus grande dans l'âge moyen, c'est de tout temps : telle est la loi de la nature. Si depuis un quart de siècle elle a encore augmenté, pourquoi faire intervenir la vaccine et n'en pas chercher la cause dans des faits de même ordre? Ne sommes-nous pas les chétifs enfants d'une génération épuisée moralement et physiquement par les grandes passions qui ont agité l'Europe, et surtout la France, depuis la fin du XVIIIe siècle; par les grandes guerres qui ont commencé le XIXe; et peut-être, aussi, cela me coûte à dire, les jeunes gens ont-ils cessé d'être forts, parce que la débauche, autrefois triste apanage d'un petit nombre, s'est infiltrée dans toutes les classes de la société, à mesure qu'y ont mûri les instincts d'égalité et les idées de liberté? Nous vivons moins vieux que nos pères, c'est vrai; et pourtant la durée moyenne de la vie est plus considérable. Nous devons cette amélioration à une hygiène mieux entendue, au repos dont nous jouissons, à un bien-être général plus grand; et il ne faut rien moins que toutes ces heureuses circonstances pour balancer les désavantages d'une frêle organisation. Mais tout porte à croire que nos enfants seront dans de meilleures conditions, car le mouvement inverse est déjà commencé. Les mœurs s'épurent et la classe supérieure donne l'exemple. Aujourd'hui, comme toujours, son exemple sera bientôt suivi par tous. Alors, le bien-être matériel aidant, tout fait espérer que les vieillards redeviendront nombreux et que les jours de la jeunesse seront plus assurés.

J'aurais été plus court, si les accusations lancées au moins légèrement contre la vaccine, n'avaient trouvé de l'écho parmi des hommes que leurs antécédents auraient dû mettre à l'abri d'une telle surprise. Je lis dans divers comptes rendus, que M. Chrestien, professeur agrégé à la Faculté de Médecine de Montpellier, a dit publiquement dans sa thèse de concours, que les gouvernements seront probablement obligés de proscrire la vaccine au lieu de la favoriser! Je lis qu'à Paris M. Trousseau professe que la vaccine est une erreur qui a fait son temps, et qu'il enseigne aux élèves la pratique de l'inoculation!

Je ne puis répondre à ces apostrophes, car je ne sais sur quoi elles se fondent. Mais, en vérité, quand des hommes haut placés dans la science, quand des hommes chargés d'un enseignement universitaire, apprennent à renier les plus saines pratiques médicales, celles qui ont toujours fourni les résultats les plus positifs et les plus consolants à l'humanité, pour des théories élevées sur de simples hypothèses ou sur des statistiques qu'on fait et qu'on défait selon les besoins de la cause, le médecin qui cherche la vérité de bonne foi est profondément découragé, car il ne trouve partout que chaos, que contradiction, et il perd toute confiance dans la parole de ses maîtres. Dans ce dédale, il faut le fil d'Ariane. Je suis heureux de le trouver dans une page éloquente de M. Cayol, une de ces pages de feu comme ce vieux champion du vitalisme médical en sait toujours écrire quand il faut flageller les tendances matérialistes et rationalistes de la médecine du jour. Cette page résume parfaitement l'état de la question, qu'il me soit permis de la transcrire.

Après avoir rappelé qu'aujourd'hui toutes les maladies régnantes s'appellent typhoïdes, et que rien n'est plus mal défini que ce mot, qui cache bien souvent l'ignorance du médecin ; après avoir fait remarquer que les praticiens ne s'entendent nullement sur le meilleur traitement de la fièvre typhoïde, et que cette anarchie compromet journellement des milliers d'existences, il ajoute :

« Les (médecins) typhoïdiens s'inquiètent de la mortalité des maladies régnantes, mortalité vraiment désolante en présence des immenses progrès de l'hygiène publique et privée. Ils cherchent la cause de cette mortalité désastreuse, et, ne pouvant la découvrir à leur point de vue, ils s'en prennent, le croirait-on, à la vaccine ! Oui, la vaccine, cette idole du XIXe siècle, est aujourd'hui en butte à de vives attaques. On lui reproche d'abord d'être vieille, usée, de ne préserver de la variole que pour un temps de plus en plus court. Si c'était là tout le mal, on pourrait à la rigueur y remédier par des revaccinations plus ou moins rapprochées et par le renouvellement du vaccin au moyen du cowpox, comme on l'a déjà fait. Mais voici un reproche beaucoup plus grave, s'il était fondé : On prétend (sans autre preuve que des chiffres fort contestables) que la vaccine, en empêchant l'explosion de la variole dans l'enfance, ne détruit point le germe inconnu de cette maladie, et que ce germe se développe ensuite dans l'âge adulte, en produisant soit la variole, soit d'autres maladies graves. Cet argument, ou plutôt ce préjugé, est tout juste celui que les gens du peuple et les bonnes femmes ont toujours allégué contre la vaccine, depuis son apparition. Les médecins qui s'en sont moqués jusqu'ici voudraient-ils aujourd'hui le prendre au sérieux?... Il est de fait que quelques médecins typhoïdiens accusent ouvertement la vaccine de multiplier la fièvre typhoïde, et qu'ils considèrent même la vaccine comme la principale cause de ce qu'ils appellent la *constitution typhoïde du siècle*.... Ce serait sans doute un grand soulagement pour les typhoïdiens, s'ils parvenaient à faire de la vaccine leur bouc émissaire, en la rendant responsable des maladies régnantes ; mais cette prétention est encore purement hypothétique.... En attendant que lumière se fasse sur cette question, si toutefois elle doit se faire, je ne puis me défendre d'une certaine défiance. Je crains quelque nouveau progrès rétrograde ou à reculons, comme le typhoïdisme ; car je ne crois pas que l'école actuelle puisse réaliser aucun progrès sérieux et utile, tant qu'elle n'aura pas abjuré ses faux principes pour rentrer dans le giron de la médecine hippocratique ou traditionnelle, qui seule est en possession de la vraie doctrine médicale. (*Rev. méd.*, juin et juillet 1853.) »

IX

Réfutation statistique de la statistique de M. H. Carnot.

Loin de moi la pensée de nier l'utilité des études statistiques ; je ne blâme que l'abus. Bien faites, elles donnent aux sciences naturelles même, un degré de certitude plus grand qu'aucune autre méthode. Mais pour qu'il en soit ainsi, que de causes d'erreur il faut savoir éviter ! Les difficultés de faire de la bonne statistique médicale sont telles qu'on ne doit accepter les résultats qu'elle fournit qu'avec la plus grande circonspection. Elle doit être un moyen de contrôle et rien de plus. Il ne faut pas qu'elle conduise à des résultats nouveaux, il faut qu'elle vienne confirmer ceux que l'étude des lois de la vie a déjà fait pressentir. La statistique médicale, lorsqu'elle saura se restreindre dans ces limites, offrira un grand intérêt et rendra d'incontestables services à la science. Par malheur, c'est rarement ainsi que procèdent ceux qui s'en occupent, ce rôle leur paraît trop secondaire. Ils cherchent à tirer des chiffres qu'ils considèrent des déductions nouvelles ou contraires aux faits que l'expérience et la raison ont fait admettre depuis longtemps. Ayant eux-même une grande confiance dans l'infaillibilité de leur science, ils en présentent, avec assurance, les résultats comme la seule expression possible de la vérité. Alors, chose étrange, on voit des esprits sceptiques, qu'aucune preuve rationnelle n'avait pu convaincre, se laisser séduire avec une facilité surprenante, lorsqu'on fait miroiter à leurs yeux le prisme décevant que forme une suite de rapports numériques plus ou moins adroitement liés.

C'est surtout pour répondre à cette tendance de l'esprit humain que je me suis imposé la tâche de donner à mes opinions, sur la vaccine, l'appui de la statistique. Le dernier mémoire de M. Carnot, qui porte pour titre : *La vaccine en France, à Paris et dans le département de la Sarthe* (*Rev. méd.*, février 1814.), va me servir de texte. Il contient d'ailleurs des assertions, qu'enfant de la Sarthe, je ne puis laisser passer sans réponse.

Dans ce travail, d'une remarquable lucidité, l'auteur a véritablement tiré le meilleur parti possible d'une mauvaise cause. Il y reproduit et résume ses idées sur la vaccine en les étayant de considérations statistiques très-habilement combinées, et de nature à entraîner le grand nombre de ceux qui, n'ayant pas étudié ce sujet, ont simplement accepté les opinions reçues et n'ont ainsi, dans les bienfaits de la vaccine, qu'une conviction flottante. Mais en cherchant la vérité, l'erreur se distingue toujours quand même elle est, comme j'aime à le croire et à lereconnaître chez M. Carnot, couverte par le talent et la bonne foi. Justice rendue, qu'il me soit permis de présenter librement quelques observations.

M. Carnot divise la population en trois catégories, qu'il désigne fort bien par les mots :

Impubère, féconde, stérile.

Je conserverai cette division qui me semble de nature à mettre en relief des rapports importants. Mais je ne puis accepter « que dans un état bien administré la vie de la génération productive doive être ménagée même au détriment des deux autres. » C'est là une proposition fausse au triple point de vue religieux, médical et social. Il n'est point de ma compétence de l'examiner au premier chef. Au second, je dirai seulement que le médecin ne voit, ne doit voir que des individus, et que toutes les vies lui sont également chères. S'il peut quelquefois lui être permis de sacrifier l'existence d'un enfant au profit de l'existence d'un adulte, c'est dans les circonstances malheureuses, mais Dieu merçi infiniment rares, où il se voit dans la dure nécessité d'opter immédiatement, entre la vie problèmatique de l'être qui naît et la vie certaine de l'être qui met au monde.

Au point de vue social, la proposition de M. Carnot n'est guère plus acceptable. Car s'il est vrai que la force matérielle d'un état soit dans sa population virile, il est aussi des considérations morales que l'économiste ne doit jamais perdre de vue et qui ne lui permettent pas, de faire aussi bon marché des deux populations extrêmes que le propose M. Carnot. En dehors de ces considérations, il en est d'autres qui, pour être d'un ordre moins élevé, ne doivent pas moins peser sur les déterminations d'un esprit positif. Les enfants font les adultes. Si ceux que la vaccine sauve devaient périr infailliblement dans les premières années de leur puberté, on concevrait *à la rigueur*, qu'il n'y eût pas un grand intérêt pratique à conserver à l'état des existences qui ne lui rendront jamais aucuns services. Mais jusqu'à ce jour du moins, M. Carnot n'a pas dit que, tel fût le résultat inévitable de la vaccine, ce serait par trop contraire à l'évidence. Ses calculs tendent seulement à établir que les vaccinés meurent dans l'âge moyen de la vie ; et en vérité on pourrait se borner à lui répondre que ce ne sont pas seulement les vaccinés, mais la majorité des individus qui meurent ainsi : *âge moyen ne veut pas dire autre chose*, c'est lui-même qui en fait la réflexion. Cependant, j'ajouterai que si les vaccinés entrent plus ou moins dans la vie pubère, il n'en faut pas davantage pour encourager la pratique de la vaccine, car en se plaçant même au point de vue de celui que j'ai l'honneur de combattre, on voit clairement que les vaccinés participent pendant un certain temps du moins à la vie *utile productive*. Pendant ce temps, ils ont des enfants, contribuent aux charges de l'état, et la société est ainsi dédommagée, peut-être même avec usure, des sacrifices qu'elle s'est imposée pour les conserver quelques années de plus dans son sein

M. Carnot tourmente de plusieurs manières les tables de mortalité, celles des naissances et celles des mariages pour leur faire dire ceci : « que la mortalité juvénile a subi un notable accroissement depuis le commencement du siècle et que le rapport des naissances aux mariages a diminué de $\frac{3}{10}$ environ. » Ces deux faits établis, je ne cherche pas à les contester, je n'en ai nul besoin, il pose en principe que « l'homme naissant pour mourir, le rapport entre les morts et les nouveaux nés est le meilleur thermomètre de la santé d'un peuple, de même que le rapport des naissances aux mariages est le signe le moins équivoque de sa virilité aux diverses époques de son histoire. »

Je m'arrêterai un instant sur ces deux propositions qui peuvent être vraies, mais à la condition de subir certaines restrictions. Ainsi M. Carnot m'accordera bien que la santé d'un peuple doit s'apprécier *au moins* aussi sûrement par le rapport des décès à la population (1) que par celui des naissances aux décès. Car comme je le prouverai

(1) M. Carnot a dit, *en propres termes*, que le rapport des décès à la population est un *document sans valeur*. Il n'accorde donc pas *ces prémisses!* sur 86 départements, 22 se dépeuplent depuis 1846. ce sont précisément ceux où le rapport des décès à la population est en *minimum!* la conclusion est simple.

Un enfant qui ne compte que *le nombre* de pièces contenues dans sa bourse sans tenir note de *leur valeur* n'est pas plus absurde que celui qui mêle ensemble tous les décès, sans tenir note des âges !

H. C.

M. Carnot, qui a eu connaissance de cette partie de mon manuscrit, a écrit en marge la note qu'on vient de lire. Je l'ai transcrite fidèlement et je ne la ferai suivre d'aucun commentaire. Chacun jugera de *sa valeur réelle*, de la convenance des termes et de la justesse de la comparaison qui assimile la population d'un état à la bourse d'un enfant. Pour moi je m'estime heureux que M. Carnot n'ait pas eu d'objection plus sérieuse à me faire.

tout à l'heure, certaines conditions étrangères à la cause qui nous occupe peuvent faire varier le nombre des naissances. Or, voici le rapport des décès à la population lors de chacun des recensements généraux qui ont eu lieu, pour la France entière et pour un département, celui de la Sarthe :

	FRANCE.				SARTHE.			
An 1801	1 décès sur		35,42	habitants.	1 décès sur		37,97	habitants.
— 1806	1	—	41,00	—	1	—	40,51	—
— 1821	1	—	41,09	—	1	—	46,92	—
— 1826	1	—	38,04	—	1	—	40,55	—
— 1831	1	—	40,69	—	1	—	51,97	—
— 1836	1	—	41,08	—	1	—	52,81	—
— 1841	1	—	42,53	—	1	—	52,84	—
— 1846	1	—	41,37	—	1	—	53,28	—
— 1851	1	—	43,77	—	1	—	51,63	—

La simple inspection de ce tableau démontre que la mortalité a diminué depuis le commencement du siècle et que la diminution a suivi une marche à peu près semblable pour la France entière et pour un département en particulier. De 1801 à 1821 la diminution est rapide (35 à 41 et 37 à 46), sans vouloir attribuer ce résultat à la vaccine observons pourtant que c'est dans ce laps de temps que celle-ci se vulgarise. En 1826 la mortalité augmente, il est vrai, dans une assez forte proportion, mais au recensement suivant elle diminue à peu près autant. Cependant l'effet préservatif de la vaccine devait être alors plus usé que cinq années plus tôt. A partir de 1831 la mortalité continue de décroître en n'éprouvant plus que de petites oscillations. De 1846 à 1851, il y a diminution pour la France et augmentation pour la Sarthe; mais là encore on ne pourrait raisonnablement accuser la vaccine, car il n'y a pas de motif pour qu'elle ait agi plus énergiquement en 1851 qu'en 1846. Je vais bientôt retrouver l'occasion d'indiquer les véritables causes de ce fait. En voilà assez, je pense, pour conclure que, grâce à la vaccine, ou malgré la vaccine, la mortalité a diminué en France et dans le département de la Sarthe en particulier depuis le commencement du siècle.

Voyons maintenant quel fut aux mêmes époques le rapport des naissances à la population :

	FRANCE.				SARTHE.			
An 1801	1 naissance	sur	29,77e	habit.	1 naissance	sur	30,00e	habit.
— 1806	1	—	31,77	—	1	—	35,76	—
— 1821	1	—	31,55	—	1	—	32,40	—
— 1826	1	—	32,11	—	1	—	32,52	—
— 1831	1	—	33,00	—	1	—	37,05	—
— 1836	1	—	33,75	—	1	—	40,45	—
— 1841	1	—	33,17	—	1	—	43,75	—
— 1846	1	—	36,09	—	1	—	45,16	—
— 1851	1	—	36,50	—	1	—	44,67	—

A l'inverse de ce qui s'est passé dans le rapport des décès à la population, les naissances ont suivi une progression décroissante depuis le commencement du siècle. La raison de cette progression est plus grande de 1801 à 1806 (29, 31 et 30, 35) que de 1806 à 1851. Ce n'est donc pas à la vaccine qu'il faut attribuer la diminution, car, s'il en était ainsi, la décroissance ne commencerait pas avec le siècle, elle pourrait tout au plus commencer à l'époque où les premiers vaccinés ont eu atteint l'âge de la puberté. De plus, si la vaccine était pour quelque chose dans ce résultat, la raison de la décroissance serait plus grande à partir de l'époque à laquelle la vaccine peut avoir quelque influence. Il suffit au contraire de regarder le tableau pour voir qu'elle est plus faible qu'à toute autre époque (31,55e, 32,11e et 32,40e, 32,52e). — Deuxième conclusion, le rapport des naissances à la population a diminué depuis le commencement du siècle, mais la vaccine ne saurait être accusée du méfait.

D'ailleurs depuis 1801 la population de la France a augmentée de plus de six millions d'habitants, celle du département de la Sarthe de plus de quatrevingt-cinq mille. En faut-il davantage pour constater l'état de prospérité d'un pays? Et qu'importe en fin de compte que le rapport des naissances aux décès ait diminué? Je vais du reste démontrer que la vaccine ne peut encore être pour rien dans ce dernier résultat.

Je me servirai des calculs même de M. Carnot.

« Dans le département de la Sarthe,

En 1801 et 1802 il y avait	87 décès pour	100 naissances.	
— 1817 et 1818	id.	57	id.
— 1827 et 1828	id	91	id.
— 1837 et 1838	id.	88	moy. 91 0/0.
— 1847 et 1848	id.	94	

Ces chiffres 87, 57, 91 présentent, au-dessous et au-dessus de l'an 1817, une action et une réaction vitale si énergiquement caractérisée qu'il est impossible de n'y pas voir une rupture momentanée *d'équilibre* produite *artificiellement* par une force *artificielle* douée d'une vertu *temporaire* de conservation ; rupture qui est suivie d'un retour à l'ordre naturel. » Il est inutile d'ajouter que pour M. Carnot cette force *artificielle* et d'une activité *temporaire*, c'est la vaccine à l'exclusion de toutes les autres. Je ferai d'abord voir en quoi pêche son raisonnement. « C'est à partir de 1814, nous dit-il, que les vaccinés commencèrent à mourir de la variole. » A son compte, c'est donc à partir de 1814 que le rapport des décès aux naissances doit s'élever. Et bien nullement.

En 1814 et 1815 nous trouvons 75 décès pour 100 nais.
— 1817 et 1818 — 57 id.

Bien plus le rapport continue de baisser après 1818.

En 1841 et 1842 il n'y a eu que 50 décès pour 100 naissances. Il ne commence à augmenter qu'en 1843, et brusquement,

En 1844 et 1845 on trouve 75 décès pour 100 naissances. Nouvelle baisse en 1837 et 1838 (je n'ai pas cru utile de faire les calculs intermédiaires), nouvelle hausse en 1847 et 1848.

Maintenant je demanderai si la vaccine, qui depuis

1814 au moins est une puissance continue et progressivement continue, peut donner lieu à des effets intermittents?

Continuons : en 1825 nous dit encore celui que je combats, « M. Serres nous apprend que dans son hôpital la mortalité de la variole sur les vaccinés fut de 15 $\frac{1}{2}$ %. Cette proportion de mortalité n'est autre que la *moyenne générale* donnée par les auteurs du XVIIIe siècle qui ont écrit sur cette maladie terrible. L'effet préservatif de la vaccine cesse donc au plus tard après 15 années. » L'effet préservatif de la vaccine cesse, oui assurément; il cesse pour un grand nombre, mais pas pour tous. Médecin de province, je n'ai pas été à même de suivre les leçons que M. Trousseau fit l'an dernier sur ce sujet, mais je l'ai sérieusement étudié et nonobstant les conclusions que l'éminent professeur peut avoir prises, je demeure convaincu que varioloïde et variole c'est tout un. C'est là une vérité vieille déjà et mise au jour par M. Rayer et quelques autres, bien avant que M. Trousseau s'en fût occupé. C'est même sur l'identité des deux affections que je me base pour établir la nécessité des revaccinations.

M. Serres a perdu autant de varioleux vaccinés qu'il en mourrait au XVIIIe siècle. Pourquoi pas, si ces varioleux avaient perdu l'immunité vaccinale! En est-il moins probable que ces victimes de la variole n'auraient pas même eu cette maladie, si elles eussent eu le soin de se faire revacciner à temps? D'ailleurs il ne s'agit pas en ce moment de savoir si la variole des vaccinés est moins grave, mais bien si la variole frappe un aussi grand nombre d'individus, même en temps d'épidémie, qu'elle le faisait avant la vaccine. Or, M. Carnot sait bien qu'il n'en est pas ainsi. Il paraît faire grand bruit du chiffre 2,194 qui exprime les décès par suite de variole en 1825; cette même année le nombre des décès de la ville de Paris s'éleva à 26,893. On sait qu'en temps ordinaire la variole comptait au moins pour $\frac{1}{10}$ dans les causes des décès et que cette proportion faisait quelquefois plus que doubler lorsqu'il survenait des épidémies de variole, ce qui n'était pas rare. L'année 1825 fut une de ces années malheureuses et la mortalité de la variole, quoique très-grande par suite du genre épidémique, fut pourtant inférieure de plus de cinq cents à ce dixième des décès; et tant s'en eût fallu qu'il eût, sans le secours de la vaccine, exprimé pour cette même année la mortalité de la petite vérole.

Ainsi donc d'une part, le rapport des décès aux naissances ne peut exprimer exactement l'état de prospérité d'un peuple et moins encore la part qu'y prend la vaccine. D'autre part, il ne serait pas très-difficile de démontrer directement que les décès doivent augmenter proportionnellement aux naissances au fur et à mesure que le rapport des décès à la population diminue.

En effet, si le nombre des naissances est, toutes choses égales d'ailleurs, en raison directe de celui des mariages, il est surtout en raison inverse de la mortalité de l'enfance. Car il est de notoriété que dès qu'une famille a un ou plusieurs enfants, elle ne désire pas en augmenter le nombre et qu'assez souvent même elle évite de le faire; tandis que cette famille aurait de nouveaux enfants si elle venait à perdre les siens de bonne heure. Donc si la mortalité de l'enfance diminue, le nombre des naissances diminue, bien que celui des enfants demeure plus considérable. C'est dire en d'autres termes que la population augmente et que le rapport des décès à celle-ci baisse.

D'après cela, on voit qu'on sera exposé à commettre des erreurs assez considérables chaque fois qu'on voudra juger de la virilité d'un pays par la seule considération du rapport des naissances aux mariages, puisque celui-ci peut varier suivant une foule de circonstances.

Il est une cause très-puissante qui, dans les départements, doit faire diminuer le rapport des naissances aux mariages, c'est *l'émigration*, et je m'étonne que M. Carnot, qui a prononcé le mot dans son travail, n'ait pas compris toutes ses conséquences. Il est bien évident que, dans les provinces, l'émigration porte presque exclusivement sur les adultes. Un bon nombre de jeunes hommes s'éloignent temporairement de leur département par suite des exigences de leur profession ou par goût. L'émigration ne diminue point le nombre des mariages, parce qu'en général les filles n'émigrent que lorsqu'elles sont mariées, mais alors elles s'en vont tout autant que les hommes et ne reviennent point accoucher dans le lieu de leur naissance. Il suit de là une diminution plus apparente que réelle dans le rapport des naissances aux mariages, à moins toutefois que le courant de l'émigration ne soit compensé par un courant égal et contraire d'immigration. Or, plusieurs circonstances sur lesquelles il serait hors de propos d'insister ici, font que le département de la Sarthe est un de ceux dans lesquels le courant d'émigration reçoit le moins de compensation. Les enfants du pays y reviennent bien finir leurs jours, mais ils passent ailleurs la période féconde de leur existence. Il en résulte non-seulement que le rapport des naissances aux mariages y diminue, mais encore que la population adulte y est moindre qu'elle ne devrait être. Ce n'est pas ailleurs que dans l'émigration, devenue plus considérable depuis ces dernières années, qu'il faut chercher la cause d'une diminution de 1805 habitants constatée lors du dernier recensement.

D'autres causes encore ont une influence positive sur l'abaissement du chiffre des naissances ; deux surtout ne peuvent être récusées. Il est certain que les hommes se marient plus tard aujourd'hui qu'ils ne le faisaient au commencement du siècle. Tout le monde sait en effet que se marier le plus âgé possible est passé dans nos mœurs. S'il me fallait expliquer ce fait, je lui trouverais des raisons légitimes dans le désir qu'ont quelques-uns de se créer d'abord, par leur travail, une aisance qui leur permette d'élever convenablement leurs enfants ; ainsi font bon nombre d'ouvriers honnêtes, de domestiques, etc. Mais j'aurais à dire aussi, que quelques-uns ne se marient, que lorsqu'ils ont vidé jusqu'au fond la coupe de la débauche, que lorsqu'usés par l'orgie, ils sentent impérieusement le besoin du repos. Pour les autres et c'est le plus grand nombre, ils imitent sans trop savoir pourquoi. Ces mariages tardifs donnent nécessairement peu d'enfants, non seulement parce que l'union dure un moins grand nombre d'années, mais aussi parce que l'ardeur nécessaire à la procréation devient moins grande chez l'homme qui approche de l'âge mûr.

. . . .

Il faut encore signaler et flétrir une autre cause, qui fait qu'aujourd'hui les familles nombreuses sont devenues bien rares. Les parents pour ne pas augmenter leurs charges, pour laisser aux héritiers de leur nom plus d'aisance un jour à venir, font en sorte de n'avoir qu'un petit nombre d'enfants. Plus certains d'ailleurs de les élever, ils ne sentent pas, comme autrefois, la nécessité de faire une part à la mort. Et qu'on n'aille pas croire que ces calculs, qu'une morale sévère réprouve, ne se fassent que chez un petit nombre, c'est là une des plaies vives de notre époque, elle existe chez le pauvre presque autant que chez le riche; le nier, ce serait manquer de bonne foi ou prouver qu'on n'a nulle connaissance de l'esprit de son siècle. La diminution des naissances aux mariages ne prouve donc nullement que la mortalité des femmes, en état de produire, ait augmenté. Qu'on médite la triple thèse que je viens d'esquisser, et peut-être on expliquera mieux alors que par l'action de la vaccine, comment il se fait que dans le département de la Sarthe la moyenne annuelle des mariages ait augmenté depuis le commencement du siècle, tandis que celle des naissances a diminué. Le même fait existe dans toute la France, et il ne faut rien moins que la grande quantité d'étrangers qui afflue à Paris, pour compenser ce rapport dans le département de la Seine. On peut s'en convaincre par le tableau suivant dressé d'après les indications même de M. Carnot.

	1817			1848			1851		
	Naissances légitimes.	Mariages.	RAPPORT 1 mar. pour n. nais. lég.	Naissances légitimes.	Mariages.	RAPPORT 1 mar. pour n. nais. lég.	Naissances légitimes	Mariages.	RAPPORT 1 mar. pour n. nais. lég.
FRANCE.	881,572	205,244	4—295	880,957	292,977	3—077	808,957	286,284	2—787
SARTHE.	11,592	2,978	3—926	9,554	4,451	2—148	9,714	4,024	2—414
SEINE.	17,712	7,715	2—296	30,551	11,565	2—642	30,551	13,485	2—265

Ainsi donc comme l'établit M. Carnot, en trente-un ans, de 1817 à 1848, les naissances ont diminuées dans le rapport de 10 à 7 ou $\frac{3}{7}$ pour la France entière ; dans celui de 12 à 7 ou $\frac{5}{7}$ pour le département de la Sarthe, différence $\frac{2}{7}$; tandis que dans le département de la Seine, les naissances ont augmenté dans le rapport de 6 à 7 ou $\frac{1}{7}$.

De 1848 à 1851, au contraire, dans une période de trois années, pendant lesquelles les conditions sociales sont demeurées à peu près stationnaires, le rapport est demeuré stationnaire pour la France entière 7 à 7, tandis que les naissances ont augmenté de 6 à 7 ou $\frac{1}{7}$ dans les départements de la Sarthe et de la Seine. Je n'ai pas à rechercher quelle est la cause probable de cette augmentation ; j'observerai seulement, qu'au compte de M. Carnot, la vaccine ayant été la seule cause de la diminution, en rendant plus grande *la mortalité des femmes mariées et en âge de produire*, il ne peut y avoir nouvel accroissement qu'autant que la vaccine agissant avec moins d'activité, ne s'y opposera pas. Cependant sa pratique se répand de plus en plus. Encore une fois, comment se fait-il qu'une puissance continue produise alternativement des effets contraires ?

En montrant que *le département de la Sarthe avait montré plus de zèle pour la propagation de la vaccine, que la France prise dans son ensemble et que le département de la Seine en particulier ;* en faisant voir que le rapport des naissances aux mariages avait plus diminué dans ce département, M. Carnot pense avoir donné un argument sans réplique contre la vaccine. Et pourtant cet argument tombe tout entier devant la discussion, lorsqu'on cherche la véritable signification des faits.

J'emprunte encore au travail cité, le tableau suivant qui présente pour la ville de Paris la répartition par âge de mille décès généraux au XVIIIe siècle, vers l'an 1765, d'après les tables de Dupré de Saint-Maur, publiées par Buffon, et vers l'an 1844, d'après les annuaires du bureau des longitudes, après quarante-cinq ans de vaccinations.

Mortalité comparée :

Ages	1765	1844	augment.	diminut.
de 0 à 15 ans	493	388	»	105
— 15 — 40 —	141	246	105	»
— 40 — 105 —	366	366	»	»

« *Le bénéfice et la perte se compensent donc en quarante ans.* Voilà le fait, le fait capital!... La probabilité d'atteindre l'âge de 40 ans est la même pour le nouveau né, mais elle a baissé de 72 à 60 p. °/₀, c'est-à-dire *d'un sixième* pour l'individu de 15 ans. »

Maintenant examinons : la répartition des décès telle qu'elle est présentée par M. Carnot, pour l'an 1765, n'est pas exacte : l'erreur tient à ce qu'il s'est servi des tables mêmes de Dupré de Saint-Maur, sans leur faire subir les corrections indiquées par Buffon. Encore ne s'est-il servi que de la plus petite portion de ces tables, celle qui contient les décès de trois paroisses seulement de Paris. Bien que la table générale corrigée par Buffon, et telle qu'il la donne à la fin de son traité de l'homme, contienne aussi le relevé des décès de paroisses de la campagne, il est clair que la répartition des décès, faite d'après cette table générale, sera plus précise, non-seulement parce qu'elle est plus étendue, mais surtout parce qu'elle a subi des corrections qui permettent, dit Buffon, « d'en tirer exactement tous les rapports des probabilités de la vie. »

Voici maintenant comme doit être modifié et complété le tableau précédent.

Mortalité comparée :

Ages	1765	1844	augment.	diminut.
de 0 à 15 ans	529	338	»	141 ou 14 °/₀
— 15 — 40 —	148	246	98 ou 10 °/₀	»
— 40 — 105 —	323	366	43 ou 4 °/₀	»
	1000	1000	141	141

Le bénéfice et la perte ne se compensent *donc pas en quarante ans.* Voilà le fait, le fait vrai!... La probabilité d'atteindre l'âge de quarante ans est devenue plus grande pour le nouveau né, dans le rapport de 32 à 36 p. °/₀ ou de *un vingt-cinquième*

C'est donc à tort qu'on nous affirme « *que la mort prélève aujourd'hui sur la jeunesse le tribut que la petite vérole imposait jadis à l'enfance*, » puisque sur quatorze enfants arrachés à la mort, dix seulement mourront de quinze à quarante ans, et quatre survivront à cet âge, qui est déjà lui-même supérieur à l'âge moyen. Dire que le bienfait de la vaccine est l'unique cause de cet heureux événement, ce serait peut-être tomber dans l'erreur contraire à celle que je combats, mais lui dénier ici toute influence c'est être aveugle ou bien injuste et ingrat.

A ce sujet il ne sera pas hors de propos de rappeler ici l'opinion d'un homme dont la compétence, en cette matière, ne saurait être contestée. « Depuis la révolution, dit M. Mathieu (annuaires), il y a une augmentation d'environ sept ans dans la durée de la vie moyenne, augmentation qui doit provenir de l'*introduction de la vaccine*, de l'amélioration du régime hygiénique et de l'aisance qui s'est répandue jusque dans les classes les moins fortunées. »

Pour convaincre les plus récalcitrants, il me reste à démontrer directement, et par des chiffres officiels, que les décès de l'âge adulte, loin de doubler ainsi qu'on nous le dit, ont en réalité diminué ; le tableau ci-joint, ne peut laisser aucun doute à cet égard.

On sait que dans le dernier recensement on a relevé

la population par âge. Il est donc très-facile de connaître très-exactement, tant en France que dans un département ou dans une ville, le nombre d'individus compris entre deux âges; il n'y a là aucune erreur possible, aucun calcul à faire, il suffit de copier. — Voici comment la population se distribue dans le département de la Sarthe :

De 0 à 15 ans, il y a		125,629	habitants.
— 15 à 40	—	190,403	—
— 40 à 100	—	157,039	—
Total.........		473,071	—

En 1821 la population du département n'était que de 428,432 habitants. Si on partage ce dernier nombre proportionnellement aux trois premiers, on reproduira donc, à très-peu de chose près, la population correspondante pour 1821. Enfin, comme depuis 1821, il existe aux archives de la Sarthe des relevés mortuaires, avec distinction d'âges, il devient très-facile de construire le tableau suivant :

	1821			1851				
	Population.	Décès.	RAPPORT des décès à la population.	Population.	Décès.	RAPPORT des décès à la population.	Augmentation.	Diminution.
De 0 à 15 ans.	113,774	3,878	1 d. sur 29 h.	125,629	3,296	1 d. sur 38 h.	9	»
— 14 — 40 —	172,408	1,573	1 — 109	190,403	1,539	1 — 123	14	»
— 50 — 100 —	142,250	3,763	1 — 37	157,039	4,732	1 — 33	»	4
Total...	428,432	9,154		473,071	9,567			

Il y a trente ans, sur cent neuf individus de la période moyenne de la vie, il en mourrait un, aujourd'hui il n'en meurt qu'un sur cent vingt-trois, et l'on écrit résolument que la mortalité de la jeunesse a doublé?...

Entre deux départements, entre un département et la France, il peut bien y avoir quelque différence dans les rapports, mais elles ne peuvent être que minimes.

A la rigueur, il suffirait d'avoir démontré 1° que depuis l'introduction de la vaccine la mortalité générale a diminué ; 2° que la mortalité de la jeunesse, en particulier, a diminué soit que l'on considère le rapport des décès aux naissances, soit que l'on considère le rapport des décès à la population ; mais pour satisfaire à toutes les exigences de nos adversaires, et pour donner un degré de force de plus à mes preuves, je vais encore faire voir que la fièvre dite typhoïde, et que les affections intestinales prises en masse, ne sont pas en réalité plus fréquentes que depuis la vaccine.

L'Angleterre peut mieux que la France nous renseigner à cet égard. Voici à cet effet quelques chiffres extraits du tableau récapitulatif de son *registrar général*, tel qu'il a été présenté par M. Boudin, dans son essai sur les lois pathologiques de la mortalité (annales d'hygiène, janvier 1848).

CAUSES des décès.	NOMBRE DES DÉCÈS.					PROPORTION ANNUELLE des décès sur 1,000,000 d'individus vivants.				
	1838	1839	1840	1841	1842	1838	1839	1840	1841	1842
VARIOLE...	16,268	9,131	10,434	6,36 8	2,715	1,101	604	679	408	172
TYPHUS....	18,775	15,666	17,177	14,846	16,201	1,271	1,036	1,117	952	1,024
GASTRITE.. ENTÉRITE..	6,061	6,524	7,260	7,980	7,249	411	431	472	448	457
TOTAUX.	25,836	12,190	24,437	22,826	23,450	1,682	1,467	1,689	1,390	1,481

« L'énormité du chiffre des décès causés par la variole, dit M. Boudin, a provoqué en Angleterre le *vaccination-act*, qui rendit la vaccine obligatoire à partir de 1840. Peut-être est il permis d'attribuer en partie à cette importante mesure la réduction des décès, qui s'élevant à plus de seize mille en 1838, sont tombés à moins de trois mille en 1842. » Mais alors les fièvres typhoïdes, les gastrites et les entérites doivent avoir augmenté dans le rapport inverse, car on nous affirme que ces affections sont complémentaires de la variole. Et bien point : le tableau ci-dessus est le démenti le plus formel que puisse recevoir cette opinion. Pris en masse, les trois genres d'affections ont diminué dans le rapport de seize à quatorze mille pour un million d'individus vivants ou $\frac{1}{8}$.

En France, il n'existe pas encore de documents assez complets pour qu'il soit possible d'apprécier, d'une manière bien satisfaisante, l'influence de chaque maladie sur la mortalité générale. Cependant, par des opérations un peu plus complexes, on arrive à des résultats qui, sans être précis, ne doivent peut-être pas être entièrement négligés.

Voici par exemple quels ont été dans la ville du Mans les nombres respectifs des décès occasionnés par les maladies qui nous occupent, tels qu'ils résultent des documents officiels de 1853 (mouvement de la population de la ville). En regard, j'ai établi le rapport de chaque espèce de décès pour mille habitants.

POPULATION 27,059 HABITANTS.

Décès par			Rapport
Fièvre typhoïde.	30	38	1,404 décès pour 1000 hab.
— continues.	8		
Gastrites......	19	66	2,439 —
Entérites......	47		
		104	3,843

D'autre part, on trouve dans la statistique générale de France au tableau 52, le dénombrement des décès qui ont eu lieu à domicile dans la ville de Paris, de 1831 à 1836, avec l'indication des maladies auxquelles ils ont été attribués. Dans ce tableau la fièvre typhoïde n'existe pas jusqu'en 1834 inclusivement, mais en revanche les fièvres inflammatoires, bilieuses et muqueuses n'existent presque plus en 1835 et 1836. Le nombre des fièvres cérébrales a aussi considérablement diminué. Ce qui pour tout le monde veut dire que la maladie qu'on a appelée fièvre typhoïde, à partir de 1835, figurait auparavant dans les cadres nozologiques sous d'autres noms. Aussi pour savoir si cette affection devient réellement de plus en plus commune, il faudrait avant tout savoir si la moyenne des fièvres d'un autre nom ne baisse pas de plus en plus, ce qui établirait compensation.

Voyons maintenant s'il est possible de tirer quelques déductions du petit nombre de documents officiels que nous possédons.

DÉCÈS A DOMICILE DE LA VILLE DE PARIS, DE 1831 A 1836 (PÉRIODE DE 6 ANNÉES).

ANNÉES.	1831		1832		1833		1834		1835		1836	
PAR FIÈVRES CONTINUES.		1,112		1,101		198		517		677		649
PAR GASTRITE.	337	1,793	860	2,625	1,124	2,696	708	1,896	984	2,466	953	2,621
PAR ENTÉRITE.	1,456		1,765		1,572		1,188		1,482		1,668	
TOTAUX.		2,905		3,725		2,894		2,413		3,143		3,260

Ce qui se remarque tout d'abord à la simple inspection de ces nombres, c'est que ceux qui représentent les fièvres continues vont toujours en diminuant de 1831 à 1836; l'année 1834 fait seule exception. Les chiffres des gastrites et des entérites pris ensemble ou séparément, offrent d'une année à l'autre d'assez grandes différences, mais qui n'ont rien de régulier dans leur succession. Il en est de même si l'on considère la ligne du total.

Pendant les six années qui nous occupent, il y eut à Paris.......................... 166,265 décès.

Le tableau nº 32 de la statistique de France n'indique les causes que de..... 106,024

Reste donc......................... 60,241 décès dont les causes n'ont pas été indiquées.

Mais comme il y a tout lieu de croire que ceux-ci ont été produits par les mêmes lois pathologiques que les premiers et ces lois agissant de la même manière, il est facile de savoir combien reconnaissent pour cause la fièvre typhoïde, combien telle autre maladie, etc. Pour cela, on fera la proportion : le nombre des décès dont les causes sont connues, est à l'une de ces causes comme le nombre des décès, dont les causes sont inconnues, est à cette même cause. J'ai trouvé ainsi des nombres qui, ajoutés à ceux du tableau ci-dessus, puis divisés par six pour obtenir la moyenne annuelle des six années, m'ont permis de former le tableau suivant :

POPULATION MOYENNE DE PARIS PENDANT LES SIX ANNÉES,

886,732 HABITANTS.

TOTAL DES DÉCÈS DE 1831 A 1836.		Moyenne annuelle.	RAPPORT pour 1,000 habitants.	MÊME RAPPORT dans le dépt. de la Sarthe en 1853.
Par fièvres continues......	7,784	1,298	1 — 463	1 — 404
Par gastrites et entérites...	22,106	3,684	4 — 154	2 — 439
Par ces affections réunies..	29,890	4,813	5 — 617	3 — 843

Si l'on compare les deux colonnes rapport, on trouvera que les fièvres continues ou dites typhoïdes y sont représentées par un chiffre à peu près égal. Elles n'ont donc pas sensiblement varié dans une période de vingt ans. Les affections intestinales au contraire sont devenues moitié plus rares ou du moins elles ont causé moitié moins de décès. — Quand aux deux genres d'affections pris en masse, ils ont diminué dans le rapport de 5 à 3 ou $\frac{2}{5}$. Ce chiffre est de beaucoup trop grand, je veux le croire, mais il n'est pas indifférent de remarquer que ces mêmes maladies ont diminué de $\frac{1}{8}$ à Londres dans une période de cinq années ce qui ferait $\frac{5}{8}$ en vingt ans, fraction quelque peu supérieure à $\frac{2}{5}$.

Enfin de compte, il est au moins certain que les fièvres typhoïdes ou mieux les affections intestinales prises en bloc ne sont pas devenues plus communes.

L'épidémie cholérique qui a sévi sur les années 1831 et 1832 n'a pas fait varier sensiblement les rapports précédents. Je m'en suis assuré en répétant le calcul sur la période 1833, 1834 et 1835.

Il ne me reste plus qu'à examiner qu'elle fut la mortalité de la variole à Paris et au Mans, aux époques précitées. Voici les chiffres officiels :

De 1831 à 1836, la variole fit à Paris. . .	2160 décès.
Moyenne des six années.	360
En 1835 la variole fit au Mans.	3

Rapport annuel des décès par variole pour mille habitants.

A Paris 0,040..., au Mans 0,011 ou bien 40 décès à Paris pour un million d'habitants, et 11 décès au Mans.

Si maintenant on admet que depuis 1833 la mortalité de la variole est stationnaire en France, ce qui est à peu près vrai, on voit que cette mortalité est d'environ $\frac{1}{4}$

moins grande au Mans qu'à Paris, ce qui tient tout bonnement, comme l'a fort bien établi M. Carnot, à ce que les vaccinations s'y font mieux.

Je ne saurais trop le redire, je ne me dissimule pas le côté faible de ces calculs. Ils reposent sur des données insuffisantes, mais dans l'état actuel de la science il est impossible de leur donner une base plus large. Tels qu'ils sont, ils ont pourtant leur importance, non-seulement parce qu'ils offrent un degré de probabilité plus grand que ceux de M. Carnot qu'ils réfutent complétement, mais encore parce que mieux que tous les raisonnements ils démontreront, à ceux qui s'obstinent à faire des sciences naturelles et de la médecine en particulier des sciences de chiffres, la vérité des observations par lesquelles j'ai commencé ce chapitre.

M. Thouvenin, est-il dit dans le dernier rapport sur la vaccine (pour l'an 1851), « a compulsé les registres de la ville de Lille et a prouvé mathématiquement que le chiffre de la mortalité de la fièvre typhoïde et de la variole réunies n'égalait pas le dixième des victimes de la variole seule dans tout le cours du siècle dernier. » Comme M. Thouvenin, *j'ai pris très au sérieux* les reproches adressés à la vaccine, parce que le public les prend ainsi et qu'il importe de l'éclairer; parce que répondre aux novateurs par une fin de non recevoir, c'est en quelque sorte leur donner gain de cause; parce qu'enfin, toute opinion consciencieuse mérite considération.

« Le fait est vrai ou ne l'est pas, » a dit M. Malgaigne, à l'Académie, en parlant des dangers qu'on prête à la vaccine. Après un mûr examen, je n'hésite pas à affirmer que *le fait n'est pas vrai*, et j'espère l'avoir prouvé jusqu'à l'évidence. C'est sans préjugés que j'ai abordé l'étude de cette grave question, car j'ignorais en commençant dans quel sens je la résoudrais, et maintenant même quelques fermes que soient mes convictions à ce sujet, je les abandonnerais sans regret et sans fausse honte, s'il m'était démontré que je suis dans l'erreur. Je ne mets pas en doute que mes contradicteurs feront de même ; la vérité avant tout.

X

CONCLUSIONS.

1° La vaccination doit se pratiquer par piqûres suivant la méthode de Sutton. — Le bras est le lieu d'élection pour cette petite opération.

Il convient, mais il n'est pas indispensable de faire plusieurs piqûres, il faut avoir soin de les espacer convenablement.

Le précepte le plus important de l'opération est de tendre fortement la peau et de diriger pendant tout le temps la pointe de la lancette en bas.

La profondeur des piqûres, l'écoulement du sang ne compromettent en rien le succès de l'opération.

Il est inutile de faire aucun pansement sur les piqûres, ni de prescrire aucun régime aux vaccinés.

2° Les phénomènes locaux ou généraux qui accompagnent l'évolution du vaccin, peuvent varier dans leur intensité et dans leur durée, sans que la préservation ait à en souffrir. Il ne faut pourtant pas que ces variations soient trop considérables.

La vaccination paraît être sans influence sur la santé ultérieure des enfants. — C'est entre trois et six mois qu'il convient le mieux de pratiquer cette opération.

3° Le vaccin frais est toujours préférable au vaccin conservé. — La viscosité est le caractère pathognomonique du bon vaccin.

Le virus vaccin est toujours identique à lui-même, qu'il soit récolté sur le bras d'un enfant bien portant ou sur le bras d'un enfant entaché de maladies ou de vices héréditaires. — Le virus vaccin ne peut, en aucun cas, transmettre ni les uns ni les autres.

4° Le meilleur moyen de conserver le vaccin longtemps est de le recueillir dans les tubes de M. Bretonneau quand on veut le garder liquide, ou bien entre deux plaques de verre (procédé de l'Académie de Médecine), quand on ne tient pas a ce qu'il se dessèche.

Le vaccin gardé dans des tubes conserve ses propriétés inoculables au moins pendant huit ans.

5° L'effet prophylactique de la vaccine paraît indépendant de l'intensité de ses phénomènes locaux ou généraux.

La fausse vaccine elle même est préservative dans certaines limites.

On ne peut cependant être certain du succès de la vaccination lorsque l'intégrité des boutons n'existe pas

6° La vaccine et la variole sont deux éruptions qui se ressemblent beaucoup mais qui ne sont pas identiques.

La vaccine préserve de la variole non pas parce qu'elle en détruit le germe, mais parce qu'elle détermine, dans l'économie, une modification analogue à celle qu'y détermine cette maladie. — La vaccine se substitue à la variole et selon l'expression de M. Bousquet elle en est en quelque sorte *l'équivalent*.

7° La varioloïde est la variole des vaccinés; ces deux affections sont identiques. — Par conséquent la vaccine ne préserve pas toujours définitivement de la variole.

C'est ordinairement après huit ou dix ans de vaccination que les vaccinés deviennent susceptibles de contracter la variole, mais le plus grand nombre est définitivement préservé.

Rarement la vaccine perd toute sa puissance et les vaccinés n'ont le plus souvent qu'une variole bénigne (varioloïde). — Au contraire, les récidives de variole sont presque toujours aussi graves que la première atteinte de cette maladie.

L'insuffisance de la vaccine peut s'expliquer. En

admettant que le vaccin n'a qu'une vertu temporaire et décroissante à partir du moment de son insertion. — Par la dégénérescence du vaccin qui se serait affaibli, humanisé par un trop grand nombre de transmissions.

A. La revaccination est le meilleur moyen de perpétuer la vertu temporaire du vaccin.

B. Si le vaccin dégénère, il faut le renouveler en prenant le cowpox à sa source. — On ne peut rien espérer de ce qu'on a appelé rajeunissement du vaccin. Si on manque de cowpox, la revaccination est encore le meilleur moyen de raviver la puissance du vaccin dégénéré.

L'hypothèse de la dégénérescence offre moins de probalités que celle de la préservation temporaire, car d'une part un virus est toujours identique à lui-même et ne semble pas susceptible de dégénérer autrement qu'en donnant lieu à des effets plus ou moins intenses, mais sa nature ne peut varier ; et d'autre part, les anciens vaccinés qui ont en général de belles cicatrices, continuent d'être moins sûrement préservés que les nouveaux vaccinés, dont les cicatrices moins régulières attestent que chez eux les phénomènes du vaccin ont été moins aigus.

Les épidémies de variole s'arrêtent devant les revaccinations et presque jamais elles n'atteignent les personnes qui viennent de s'y soumettre, que l'opération ait d'ailleurs été ou non suivie de succès.

8° La vaccine n'a point l'influence désastreuse que quelques personnes lui supposent.

Elle nous préserve gratuitement de la variole. — Si la vaccine engendrait la fièvre typhoïde, il n'y aurait pas de raison pour qu'elle n'engendrât aussi le choléra, les tuber cules, le cancer, etc., etc.; les partisans de ces diverses opinions ayant cherché à les soutenir par des raisonnements analogues et souvent identiques.

Les considérations uniquement fondées sur l'examen de tables de mortalité, dressées même très-exactement, ne peuvent donner la solution d'une question aussi complexe que celle de l'influence de la vaccine sur les populations. — Elle est du reste probablement sans grande influence sur leur accroissement direct; mais en conservant le dixième des existences que moissonnait la variole elle augmente la durée moyenne de la vie.

9° Il est facile de réfuter par le calcul les calculs de M. H. Carnot. Les propositions qu'il a formulées contre la vaccine sont fausses en principe et notamment celles-ci qui sont les plus importantes : 1° *la vaccine reporte sur l'âge adulte la dette de l'enfance*; 2° *la mortalité de l'âge adulte a doublé depuis l'introduction de la vaccine.* Cette dernière proposition serait vraie que la vaccine ne serait pour rien dans le résultat.

Les fièvres continues quelque soit le nom sous lequel on les désigne, ou les affections intestinales prises en masse, n'ont pas augmenté de fréquence ni de gravité depuis la vaccine. Si quelques médecins honorables, d'ailleurs, ont avancé le contraire, c'est uniquement parce qu'ils ont confondu sous une même dénomination des affections que nos pères distinguaient soigneusement les unes des autres.

XI

COROLLAIRE GÉNÉRAL.

Si la vaccine ne justifie pas toutes les espérances qu'elle avait fait concevoir en ce sens qu'elle est impuissante à faire disparaître à tout jamais la petite vérole de nos cadres nosologiques, elle préserve au moins de cette affreuse maladie la plupart de ceux qui ont été convenablement vaccinés et diminue de beaucoup sa malignité chez les autres. — Somme toute, la vaccine rend assez de services pour que sa pratique soit conservée, encouragée et placée sous la haute protection des gouvernements.

Celle-ci, pour être véritablement efficace, doit être plus active qu'elle n'a été jusqu'ici. Les puissances voisines l'ont compris, et des succès presque inespérés ont suivis les mesures qu'elles ont prises. N'oublions pas que dans le royaume de Wurtemberg, les revaccinations furent faites en exécution d'une ordonnance royale et que la petite vérole a presque entièrement disparu ; qu'en Angleterre cette maladie a déjà considérablement diminué depuis qu'un bill du Parlement rend la vaccine obligatoire pour tous les enfants. Qu'on ne dise pas que cette obligation est une violation de la liberté individuelle ! La liberté individuelle s'arrête quand elle nuit au bien être général. Vous avez le droit de ne pas faire vacciner votre enfant, soit : mais vous ne sauriez avoir celui de communiquer la petite vérole au mien ; et c'est aussi le droit des gouvernements, de prendre les mesures les plus efficaces pour empêcher les épidémies.

En France, il y aurait bien peu de chose à faire pour régulariser et étendre tous les bienfaits de la vaccine. Déjà, des certificats de vaccine sont exigés pour l'admission des enfants aux écoles ; on soumet à cette opération ceux qui sont reçus aux salles d'asile ; les jeunes soldats qui ne portent pas des traces apparentes de vaccine, sont vaccinés quand ils arrivent aux corps, et le résultat de l'opération est consigné sur une page de leur livret. Mais l'effet de ces sages précautions est en partie paralysé par la négligence avec laquelle les vaccinations sont constatées. Aussi, il est un certain nombre de personnes qui n'ont jamais été vaccinées ou qui l'ont mal été ; dans les épidémies de variole elles sont les premières et souvent les seules victimes.

D'un autre côté, l'État stimule le zèle des vaccinateurs par des récompenses. Ceux-ci sont obligés de vacciner gratuitement tous les pauvres, il est trop juste qu'une légère indemnité leur soit allouée. Il en coûte environ 200,000 francs par an pour la propagation de la vaccine.

200,000 francs, qu'est-ce que cela sur le budget de la France! Cette faible somme répartie sur les vaccinateurs les plus méritants et les plus nécessiteux ; suffit pourtant pour entretenir un zèle que stimule avant tout le désir de faire le bien.

Mais là se borne à peu près toute l'intervention de l'État. Pour la rendre plus complète, il suffirait pourtant qu'il fut ouvert, à la mairie de chaque commune, un registre nominatif sur lequel les vaccinateurs seraient tenus de faire inscrire leurs vaccinations et les renseignements qui s'y rattacheraient. Ceux-ci feraient naturellement mention du succès ou de l'insuccès de l'opération. Ils indiqueraient si le sujet est vacciné ou revacciné; le même registre contiendrait toutes les indications relatives à la variole, etc., etc. — Il n'y aurait plus de certificats de vaccine, l'inscription nominative au registre en tiendrait lieu. Les parents se trouveraient ainsi contraints de remettre dans un bref délai le certificat du vaccinateur à l'officier municipal chargé de le transcrire, tout comme ils lui remettent les certificats de décès. — Pour faciliter le travail et pour le rendre plus uniforme, des modèles de certificats seraient délivrés à tous les vaccinateurs qui n'auraient qu'à remplir les indications énoncées. Il serait de leur intérêt de les remplir exactement, car la valeur des primes accordées à chaque vaccinateur étant en raison directe du nombre des vaccinations qu'il a opérées, les certificats irréguliers seraient annulés et ne donneraient droit à aucune indemnité. — Chaque année des tableaux récapitulatifs seraient dressés dans les communes et envoyés au chef-lieu; dans les préfectures, enfin, il serait fait une récapitulation générale qui serait adressée au ministère.

De cette manière, il existerait en France une statistique à peu près exacte des vaccinés et des variolés, qu'il serait toujours facile de consulter et qui éclairerait tous les projets encore obscurs de cette grande question. Je n'essayerai pas de dire tous les avantages que l'humanité et la science y trouveraient. L'utilité du registre dont je viens de tracer les colonnes principales est si évidente que je n'ai nul besoin d'insister; la dépense que sa création nécessiterait est si minime qu'il n'y a pas lieu d'en parler.

Lorsqu'une question n'est que scientifique, l'État peut bien en abandonner la solution aux recherches des savants, mais lorsqu'elle est à la fois scientifique et sociale il a tout intérêt à seconder leurs efforts. Alors toute initiative puissante ne peut venir que de lui, car seul il a l'autorité nécessaire pour rassembler des documents en grand nombre, seul il peut les centraliser, et les livrer ensuite aux hommes spéciaux qu'il charge de les classer et de les interpréter. C'est pourquoi je devais indiquer ici de quelle manière peut être établi, en France, un contrôle sérieux sur les vaccinations. Celui qui se fait ne l'est pas, par ce que la plupart des vaccinateurs n'envoient pas leurs états et préfèrent abandonner la légère indemnité à laquelle ils ont droit, plutôt que de prendre l'embarras de dresser eux-mêmes ces états. Ceux qui parviennent aux préfectures sont très-irréguliers et ne contiennent que rarement les renseignements qu'on devrait exiger sur la vaccine et sur la petite vérole. Le moyen que je propose pour parer à ces abus peut bien n'être pas le meilleur, mais j'ai la conviction qu'il est à peu près suffisant et d'une application très-facile ; puisqu'il a le double avantage de n'être nullement onéreux et de ne changer presque rien aux usages qui existent déjà. Pour ces motifs il mérite peut-être d'être pris en considération.

FIN.

TABLE DES MATIÈRES.

De la Vaccine.. 3

I. De la manière de pratiquer la Vaccine......... 6

II. Évolution de la Vaccine. De l'âge auquel il faut vacciner................................ 10

III. Du choix et des qualités du Vaccin.......... ... 16

IV. De la conservation du Vaccin................ 23

V. L'effet prophylactique de la Vaccine, dépend-il de l'intensité de ses symptômes? De la fausse Vaccine.... 28

VI. Des rapports de la Vaccine avec la petite-vérole. Ces deux affections sont-elles identiques?.... 38

VII. Des revaccinations....................... 48

VIII. La Vaccine considérée dans ses rapports avec les maladies........................ 82

IX. Réfutation statistique de la statistique de M. H. Carnot........................... 119

X. Conclusions.................................. 145

XI. Corollaire général........................... 150

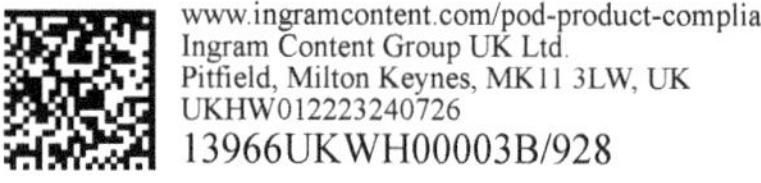

www.ingramcontent.com/pod-product-compliance
Ingram Content Group UK Ltd.
Pitfield, Milton Keynes, MK11 3LW, UK
UKHW012223240726
13966UKWH00003B/928

9 782011 760197